《黄帝内经》中的
经筋美颜术

高荣荣　严　洁　著

黄梓峰　主审

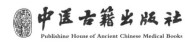

中医古籍出版社

Publishing House of Ancient Chinese Medical Books

图书在版编目（CIP）数据

《黄帝内经》中的经筋美颜术 / 高荣荣，严洁著，黄梓峰主审．
— 北京：中医古籍出版社，2019.3（2024.4 重印）
ISBN 978-7-5152-1795-6

Ⅰ．①黄… Ⅱ．①高… ②严… ③黄… Ⅲ．①《内经》—
经筋—美容—基本知识 Ⅳ．① R221 ② TS974.13

中国版本图书馆 CIP 数据核字（2018）第 291722 号

《黄帝内经》中的经筋美颜术
高荣荣 严 洁 著

责任编辑 王晓曼
出版发行 中医古籍出版社
社　　址 北京市东城区东直门内南小街 16 号（100700）
电　　话 010-64089446（总编室） 010-64002949（发行部）
网　　址 www.zhongyiguji.com.cn
印　　刷 北京市泰锐印刷有限责任公司
开　　本 880mm×1230mm 1/32
印　　张 6.75
字　　数 124 千字
版　　次 2019 年 3 月第 1 版 2024 年 4 月第 3 次印刷
书　　号 ISBN 978-7-5152-1795-6
定　　价 39.00 元

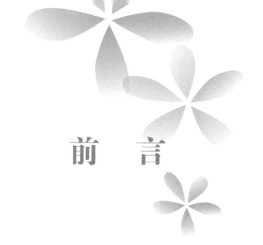

前　言

美丽面庞的秘密

随着年龄的增长，我逐渐发现自己没有20岁时的美丽了，不再有人夸我笑得"喜兴"，不再有人说"这姑娘笑起来真漂亮！"晚上，我对着镜子认真地观察自己的脸，发现两边脸颊不对称了，笑的时候，嘴巴有点歪，太可怕了！我不由得想：难道我真的老了？难道岁月的痕迹已经如此明显，让我丧失了以往极具魅力的笑容？直至某天，我遇到了黄梓峰老师，才惊喜地知道——曾经的美丽容颜还可以回到我的脸上！

那是个阳光灿烂的日子，在诊室中，除了病人，还有很多学生。黄老师正在教大家推脸上的经络，我走到他的面前向他问好，这时，黄老师抬起头来看着我的脸，盯了一会儿突然说道："你们看，她右脸的经筋掉了，所以右侧嘴角向下耷拉了，快看！"我当时心里"咯噔"一声，天哪！我的脸真的这么歪嘛？就连不笑的时候都能被看出来？黄老师对我微微一笑，胸有成竹地说："别怕，我给你正回来！"说完，他在我脸上开始一番摸、推、揉、捋……然后告诉我："照镜子吧！"我对着镜子一照，哎呀！嘴角是对称的！不由得灿烂一笑，脸正过来了！这也太神了吧？！"这是怎么回事？您做了什么？"我急忙问。黄老师说："没什么，就是把你错位的经筋推回到原来的位置，你这种情况时间不长，最多一两年，一下就能推回去。以后要小心，估计你的下颌关节曾经有过脱位，右边没复位，所以这边经筋就掉了。现在经筋归位，嘴角自然就不歪了。"当时我就愣住了，我的右侧下颌关节确实曾经有过脱位，当时复位了，可是之后张大嘴的时候还是可以听到那里有轻微的声响。

这是我第一次遇到黄老师。我本身是针灸医生，研究经络已经多年，此后在黄老师的启发和带领下，开始研究经筋。

经筋疗法源于《黄帝内经》中的《灵枢·经筋篇》，可用于治疗内科、妇科以及骨伤科等疾病。对此，黄老师总结：人体的各种病理变化最初都会在经筋上有所反映，当早期的身体不适出现时，通过观察和治疗经筋，就可以达到诊断和治疗疾病的目的。

🖋 什么是面部经筋？

十二经筋是十二经脉所联系的筋肉系统，故经筋是受经脉支配的，即"脉引筋气"（杨上善《太素·经筋》注）。经筋连属骨骼，不入脏腑，但其与经脉相通，故间接与脏腑相连。当人体的一些小问题（如眼角下垂、嘴角下垂、脚扭伤、肩膀疼等）刚刚出现的时候，利用经筋疗法直接调节筋骨、筋肉，便可将这些小病杜绝于萌芽状态，避免大病的发生。

人体五脏六腑的气血阴阳变化，可通过与其相联系的经络反映出来。经络向外反映至经筋，而经筋通过与皮部相连，最终将身体的变化反映到体表肌肤（此过程反之亦可成立）。

五脏六腑 → 经络 → 经筋 → 筋肉 → 皮部

筋肉、皮肤的变化体现了人体五脏六腑的气血阴阳状况，而面部娇嫩的筋肉、肌肤可以细致地表现人体内的气血盛衰变化，无论是衰老、疾病还是情绪失调、脏腑失和，都可以清晰地表现出来。一些水平高的医生，通过观察这些细微变化，既可以治疗"已病"，又可以防范"未病"。

再看看我们的脸：脸部既是诸阳之会（阳经交会之处），

也是经筋分布广泛的地方，既可以反映人体脏腑功能的情况，也可以反映面部经筋的状况。

本书所介绍的面部经筋，是《黄帝内经》中《灵枢·经筋篇》中所指的十二经筋，选取了面部的六条阳经经筋以及督脉。肌肉松弛、皱纹增多、嘴歪及脸歪等变化，都说明人体出现了某些问题，或者与颈椎病、脑供血不足、受风寒、外伤等因素有关，归到经筋理论中，都是局部经筋出现了阻塞、离位等变化，可以通过手法的梳理来畅通经气、经水。经筋通畅后，局部的变化消失，面部回复到原本的样子。比如，单侧的眼角下垂大多因为单侧的少阳经筋出现了问题，将阻塞的经筋疏通并归复原位后，眼角就可以恢复到对侧眼角的同一水平线上。

经筋美颜术有哪些神奇的功效？

- ◆ 明亮肌肤，改善气色；
- ◆ 找回明眸，塑造美目；
- ◆ 打造面部完美轮廓——抹平皱纹，提升双颧，端正五官，笑颜如花；
- ◆ 通畅头部气血，远离脑部疾患，永葆青春和健康！

面部的皮肤暗沉，大多是因为长期的肾气不足、痰湿内蕴，导致阳气不能上荣于头面，气血不足引起面色无华。故阳气不足则气色差，阴血不足则肌肤无光泽。按摩头部与面部经筋，可以促进阳气和经气在头部的运行，带动阴血的循环流动，从而带走瘀滞的废物，带来新鲜的营养。很快你就会发现面部的皮肤变得晶莹剔透，皱纹也减少了，通过按摩经筋，可使阻塞的地方变得通畅起来，并使离股的经筋复位，纠正面部筋肉的位置。每次按摩后都会有改变。久而久之，你的五官也会更加端正，两颧得到了提升，双下巴也变成尖下巴，脸形都变小了！

黄老师曾说，把脸上的经筋调整复位后，每个人都可以拥有令人羡慕的"娃娃脸"，都能比自己的实际年龄显得年轻5～10岁，最重要的是——还能变得更加漂亮！天哪！多么振奋人心的消息！可是，什么样的脸才是漂亮的呢？我们为什么要争取变成"娃娃脸"呢？

多年来，我们对于美丽的定义，总是会随着时代的变迁产生某种公认的标准，就好像某个时期流行某种风格的衣着一样。我听过一个经典的笑话，是关于韩国整容的成果：一看模样就能基本了解，这位阿姨（或者大姐，或者小妹）的出生年代，因为这个时期的人们会以某个女明星的模样为标准，整容后从鼻子、眼睛、嘴巴到脸型、头型、身体等大都与明星相似，不仅不难看出她做过整容手术，甚至还能判断出是哪位整容师做的手术。这还算是美丽吗？"清水出芙蓉，天然去雕饰"，这些词，已不适合应用在这些在手术刀下的美女了，她们不是天生丽质，而是整容师（原谅我，我不能称他们为医生，因为他们没有治病，不添病就不错了）手下雕刻的工艺品，虽然美丽，却没有灵气，更没有个性！

一张美丽的面庞，并不是说必须是"狐狸脸"，眼睛必须是"杏核眼"，而是指：①无论有无面部表情，两侧脸型要对称；②眼角、嘴角微微向上翘，嘴角周围皮肤的纹路（甚至形成的皮肤褶皱）也要随之向上；③在没有面部表情时，鼻唇沟较浅；④没有抬头纹、川字纹及鱼尾纹，但可在大笑时出现轻微鱼尾纹；⑤没有双下巴，整个面庞紧致，无肌肉松弛感，面部筋肉呈现整体向上的趋势。

看了以上的标准，也许你会想：这不可能，随着年龄的增长，这些情况都会出现，是不可避免的自然衰老现象，没有人能够达到这些标准！

事实上，现实中的确有很多符合这些标准的实例！我个人最钦佩的是赵雅芝和周海媚。赵雅芝比年轻时更瘦了点儿，除了皮肤没有年轻时的水嫩之外，别的几乎没有什么变化。而周海媚更厉害，鼓鼓的脸一点儿没有下垂，跟 25 岁时一样丰润。在热衷于打"瘦脸针"的今天，周海媚依旧保持如少女般的"娃娃脸"，可见她确实知晓什么才是真正的青春面庞。也许有人会说，这些女明星很可能是整过容的，一般人很难做到。我不敢说赵雅芝、周海媚没有在脸上动过"手脚"，但是我敢说她们没有大动过自己的脸，一方面是有年轻时的照片可做对比，另一方面是她们这种保养的程度完全可以通过舒筋导络的办法实现，完全没有必要动手术或者冒险打"美容针"。

不用怀疑，通过梳理经筋，我们每一个人都可以拥有自己的美丽面庞——一张美丽的"娃娃脸"。

本书介绍的手法，就是一种帮助大家恢复完美脸部曲线的方法，可以将自己的面部状态调整到最佳！也许，我们没有范冰冰漂亮，也没有张柏芝妩媚，但是我们完全可以拥有自己的个性美！这些经筋美颜手法，每个人都能掌握，而且效果立竿见影。很多人在使用后，看到自己的变化时说的第一句话就是："太神奇了！"

希望每个人都有一张美丽的面庞，到老的时候都能保持"鹤发童颜"，拥有婴儿一般的"娃娃脸"。这不是奇迹，也不是明星才有的特权，而是普通人都能实现的愿望。这种按摩手法是一种非常朴素的技术，虽然深奥，但很容易掌握。古人不讲药到病除，而讲手到病除，那么，就让我们运用自己的双手，推出属于自己的美人脸吧！

高荣荣

2018 年 8 月

Contents 目录

➢ 防治慢性鼻炎

➢ 预防粉刺和暗疮

➢ 恢复鼻部肌肤弹性

➢ 治疗鼻炎

➢ 改善鼻子两侧肌肤

➢ 收缩鼻部毛孔

➢ 预防粉刺和暗疮

➢ 矫正鼻型

➢ 丰盈面颊

第六篇　还原青春的肌肤

附录　　头部经筋对照图

绪　论

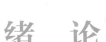

经筋美颜术使用说明

 准备工作

1. 清洁面部和手部

按摩开始前要先做好清洁工作，避免面部污染造成毛孔阻塞，导致痤疮等皮肤问题。还要剪短指甲，用指甲锉修饰指甲尖并清洗双手，以免损伤皮肤。可以涂抹少量爽肤水、润肤水等保持皮肤湿度。

清洗时，可以选用去污力较强但很温和的手工皂。此外，还可以自制一种用新鲜桃花蒸馏出来的桃花水，拍在脸上，既可美白、祛暗黄，又可保湿。

2. 选择按摩介质

按摩油、精油、护肤乳液、凡士林等可以起到润滑作用的介质都可以选用。

常用的按摩油如下：

（1）醒脑醒肤按摩油——含有薄荷和冰片类的按摩

精油。

（2）活血化瘀按摩油——含有红花类的按摩精油。

（3）亮肤按摩油——含有佛手柑、柠檬、橙花类的按摩精油。

（4）美白按摩油——含有玫瑰、茉莉、桃花类的按摩精油。

（5）祛痘按摩油——含有茶树、薰衣草类的按摩精油，可以消炎祛痘。

大家可以根据自己的需求来选取适合自己的精油，也可以多准备几种，以备按摩过程中更换，或者过一段时间更换一种，以达到不同的疗效。

3. 基本指法

（1）指压：指尖的指腹轻柔按压，刺激经筋内的经气。

（2）指推：指尖的指腹向一定方向缓慢推动，感受指下经水流动的方向和阻塞的位置。

（3）大、小鱼际按揉：大鱼际是手掌正面自拇指根部至掌根，伸开手掌时明显突起的部位；小鱼际是手掌外侧缘由一组肌群构成的稍稍隆起的部位，自小指根部至掌根。按揉时宜缓慢，碰到坚硬的结节时先压后揉。

（4）掌根推揉：以手掌根部为着力点，沿着一定方向推动，可感受到掌根下经筋复位时的变化。

（5）画圈按摩：为了配合经筋疏通的方向，一般右手顺时针、左手逆时针按摩。

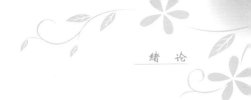

4. 准备动作

（1）端正身姿：将镜子置于面部正前方，双肩保持在同一水平面，摆正头部，达到初步矫正身体姿态的目的。日常生活中很多人都有身体重心的偏移，这种不良习惯不仅会伤害颈椎、胸椎、腰椎、骨盆等，还会影响周围肌肉组织的变化，造成面部、颈部、肩背部、腰臀部、双腿等两侧肌肉不对称。因此，我们首先要纠正自己不对称的身姿，做个"端正"的人！

（2）舒缓面部肌肉：将选取的按摩介质涂抹全脸，闭上双眼，轻轻拍打面部。然后面对镜子睁开双眼，不做任何表情。这个过程说来容易做来难，我们总是会不由自主地收缩某部分肌肉。如果发现自己很难做到，可以反复做3 ~ 5次鼓气的表情，这样可以帮助你放松面部肌肉。这个步骤非常重要，因为只有在没有表情时才能准确观察到自己面部经筋的变化。

（3）放松颈肩部肌肉：双手十指相扣，掌心向上，伸展5次；端正身体，双手自然下垂，左侧肩膀慢慢向后旋动3次，右侧肩膀也向后旋动3次，然后两侧肩膀一起向后旋动3次。放松颈肩部肌肉，不仅有利于阳气升至面部，还可以纠正颈部的不对称，延缓颈部的衰老。

（4）放松头皮：双手手心稍微用力（以自觉有挤压感为宜）压住头颅颞部（位于头部两侧、双眼后方，颞骨上方）10 ~ 20秒，双手十指指腹自前发际向后发际梳理9

次。若头皮不能放松，开始后面的按摩时你会感到明显的疼痛，甚至难以忍受。

本书所介绍的手法，除个别部分建议采用刮痧法辅助之外，建议大家全部用手操作。手部本身也是人体的反射区，经络敏感，在按摩脸部的同时，手掌中的瘀血、青筋、血丝也可以得到疏通，从而调养身体内部的脏腑功能。

需要注意的禁忌和问题

1. 禁忌证——整容！

大家在使用经筋美颜术之前请注意，本书所介绍的手法适用范围非常广泛，但有一点是禁忌！绝不可以使用！那就是——经筋美颜术不适合做过面部整容手术的人，若勉强使用，按摩后产生的一切后果请自负！因为凡是做过整容手术的人，面部的筋肉已经发生改变，经筋、经络、血脉都发生了明显的改变，且改变后的走向及气血状况非我们所能了解，而本书中所介绍的经筋位置和梳理方向均是以普通人的一般情况为准则，无法兼顾整容后的面部情况。特别提醒做过面部填充术的朋友——切记不可尝试面部按摩手法，因为筋膜内的填充物受到刺激后易诱发感染并引起多种并发症，后果极其严重！

2. 注意事项

（1）请严格按照书中介绍的方法操作，不要随意改变

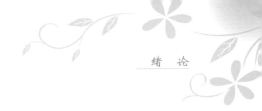

手法以免造成不良结果。

（2）按摩时要使用按摩油等按摩介质，防止皮肤受损。

（3）皮肤有明显破损时，请勿使用手法。

（4）按摩后避免受风寒。

（5）按摩手法宜轻柔、和缓、持续。

大家在使用经筋美颜术时，不要过于心急，俗话说"一口吃不成胖子"，请严格遵照书中介绍的操作次数进行按摩，不要因为发现效果很好，就自行增加按摩次数。举个例子：我曾经为了治疗脸上的痘痘，在一天之内多次使用了手法（具体次数就不提了，基本上是有空就对着镜子弄两下），结果……第二天，我的脸上全是新长出来的红色小痘痘，让我追悔莫及！所以，鉴于我"血与泪的教训"，亲爱的读者朋友，一定要注意并遵守手法要求！

探究容颜的秘密

下面，让我们一起来思考一个问题——"当年华老去时，我们在镜子中看到的是一张什么样的脸呢？"

看啊，满脸都是皱纹——包括抬头纹、川字纹、鱼尾纹、法令纹等，而且嘴角下垂，鼻子歪斜，再配上一副老花镜……这也是太吓人了吧！！！

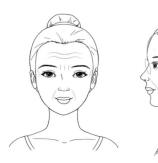
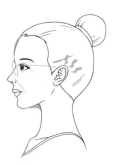

其实，这两张图片原本不是这样的，是我让插画师在模特脸的基础上，添加了自然衰老过程中面部常见的岁月痕迹，如果把这些添加的元素去除，我们将看到怎样一张脸呢？

怎么样？原本这张脸是非常清秀可人的吧？不敢说倾国倾城，也算是端正秀丽、讨人喜欢了！

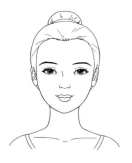
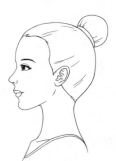

下面，就让我们开始经筋美颜术的神奇之旅吧——

找回年轻的自己，推出美丽的面庞！

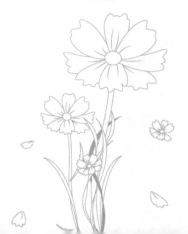

第一篇　抚平恼人的皱纹

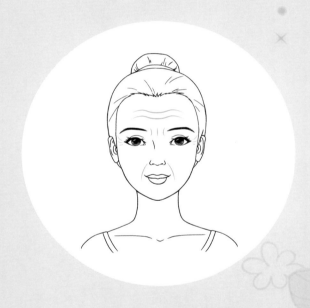

第一章　抬头纹

——头脑昏沉的开始

本章介绍的手法可以达到以下目的：

➢ 消除抬头纹

➢ 改善额头皮肤，提亮额头肤色

➢ 使额头更丰满

➢ 使窄额头变宽

➢ 减轻头晕

➢ 减少昏沉，提高记忆力

➢ 改善面部轮廓

现代社会中，无论男女大家在工作或者生活中都承受着巨大的压力，难免经常紧锁眉头，久而久之，额头逐渐出现了明显的横纹。然后某一天，你猛然发现前额的横纹不再随着表情的变化有所改变了，或者说，不再因为良好的休息而消失，而只会随着繁重的工作日益加重。It's horrible！（太可怕了！）难道年纪轻轻的自己已经迎来了衰老？难道我们要接受年华老去的事实吗？为什么会这样呢？

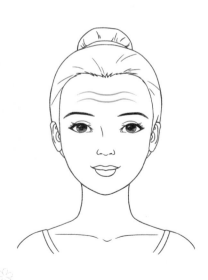

衰老，犹如豺狼虎豹，谁都避之唯恐不及，不希望自己的脸上出现任何岁月的痕迹，恨不得见一个消灭一个！须知欲灭其国，先解其史！消灭敌人前，我们得先了解敌人的情况，这样才能"谈笑间樯橹灰飞烟灭"！抬头纹，顾名思义就是前额较深的横纹，抬眉时尤为明显，较严重者可见到明显深沟，多为三条横向深纹。具体的原因，得到现代科学公认的有：①人体大量失水。当人们高热、呕吐、腹泻或禁食水时，身体会大量脱水，皮肤张力减小、失去弹性，前额便会出现抬头纹。②营养不良。当人体缺乏营养时，身体过于消瘦，皮下脂肪大量减少，皮肤变得凹陷、干燥、脱屑、粗糙、松弛，前额便会出现皱纹。③常用手摸额头和皱眉等坏习惯。常用手摸额头，久而久之，前额皮肤会变得松弛，加上爱皱眉的话，抬头纹就会因此增多。④强烈的日光刺激。经常在阳光下曝晒，皮肤水分大量蒸发，皮肤就会变得干燥，弹力下降，引起皱纹。然而，我们都是社会人，不可能完全杜绝日晒和环境中的病菌，更不可能不皱眉头（除非用钉子把脸皮绷住，开个玩笑）。

这些现实的情况时时刻刻存在于我们每个人的日常生活中，包括明星、富翁、穷人、老年人、年轻人等形形色色的各类人士。我们稍微观察一下就会发现，即使生活在相同的环境中、身体条件相似的两个人，抬头纹的情况也并非完全相同，这又是为什么呢？

之前谈到的 4 点，都是外在因素，从哲学的角度来看，内因才是事物发展过程中至关重要的影响因素，内因决定外因。下面，就让我们来看看重中之重的第 5 个因素——自身因素！也是决定性因素！

我们的身体布满了经筋，而额头所在的位置正是足太阳经筋循行分布所在，所以抬头纹的形成，主要与人体足太阳经筋运行的情况有关，当然，足阳明经筋、督脉对此也有影响。若经筋局部阻塞严重，那么早期就会出现前额部位头皮"增厚"的现象，用手指按压，会有绵软感，若用手指从两眉间向头顶推，可发现"壅堵"的状况——眉毛上方至前正中发际线间的头皮隆起。这就是中医常说的气滞，从而导致经筋、经脉中经水运行不畅。刚开始只是出现"壅堵"现象，用手指按压会有绵软感，这时还只是气滞。久而久之，经筋失去濡养，血脉不通畅，"壅堵"现象反而会逐渐消失，但是额头皮肤会逐渐失去弹性，形成褶皱，抬头纹也就形成了。而且随着头部阳经阳气壅滞于脑，清阳之气难以上荣于头面，脑髓营养不足，就会日渐昏沉。

既然我们已经知道了抬头纹的成因，而且都痛恨这个坏东西，那么我们就要想办法消灭它！市场上有很多消灭抬头纹的商品，一般多为吸脂手术、激光、拉皮、各色号称有用的美容保健药品以及美容除皱面膜与护肤品等。其中，最昂贵的是美容手术，一般刚做完了就有效，但是后续还会产生皱纹，再做手术风险便会提高，效果也不如第一次好。而各色药品及美容用品，在使用后效果大都不明显，有限的"银子"就这样打了水漂。看到这里，想必你的心中已有同感，并且觉得自己真的需要对付抬头纹了，那么，请注意——下面我们将进入正题，谈谈如何用中医的手法来解决抬头纹的问题。放心！既然您已经买了这本书，就不会再产生别的花费，因为本书的目的是教大家如何依靠自己的双手变美，而不是如何花钱变美！

那么，就请大家放心地跟我一起进入下面的部分：

Step 1　检查自身的情况

首先，要审视自身的情况。先拿出一面镜子，摆在面前，再将头发梳至脑后，亮出额头，不做任何表情。观察1分钟后，请回答如下3个问题：

A. 不做表情时，用中指和食指自两眉头中间向上推至发根，是否有头皮隆起的情况——额头是否有"壅堵"现象？用手指按压额头，是否有绵软感？

B. 皱眉时，额头是否有明显的横纹？

C. 不做表情时，额头是否有明显的横纹？

如果你的问题 A 答案是"No"，那么，恭喜你！你还没有抬头纹，请继续爱护自己的皮肤，将以下介绍的手法作为保健手法来保养你完美的额头吧。

如果你的问题 A 答案是"Yes"，那么，说明你已经出现了抬头纹的先兆，要注意预防了。

如果你的问题 A 和 B 答案是"Yes"，那么，你要小心了！很有可能，在不久的将来，你就会产生抬头纹。

如果你的问题 A、B、C 答案都是"Yes"，那么，我要遗憾地告诉你，你的抬头纹已经显现。

Step 2 寻找阻塞的经筋

1. 只要出现最轻的"壅堵"现象——Step 1 中问题 A 的答案是"Yes"，就说明足阳明的头部经筋已经出现了阻塞，需要寻找足阳明经筋不通畅的地方。

2. 如果皱眉时额头有明显的横纹——Step 1 中问题 A 和 B 的答案是"Yes"，就说明除了足阳明经筋不通畅之外，督脉的头部区域也开始出现阻塞了。

3. 如果在不做表情时额头有明显横纹——在 Step 1 中问题 A、B、C 的答案都是"Yes"，就说明足阳明经筋、任督二脉的头部区域都开始出现不通畅的情况。

上述三种情况，抬头纹的严重程度依次递增，也基本符合年龄增长的变化规律。在这里需要提醒大家的是，有些人说自己是天生抬头纹，其实，除非发现自己 7 岁以前的照片中就有抬头纹，否则你的抬头纹就不算是天生的！

抬头纹说明人体内经气、经水运行不畅，致使经筋失养，并脱离原来所在的位置，通俗地讲就是筋懈了、筋掉了。所以，大多数人的抬头纹都是可以治疗的，特别是尚在Step 1中问题 A、B 阶段的潜在性抬头纹，如果坚持按照下面介绍的方法按摩，均可在短期内有所改善。

Step 3 按摩相关经筋、经脉

准备工作

1. 准备一面镜子，摆在面前，观察自己在没有表情时额部的皮肤情况，如皮肤纹路是否明显、阻塞程度及位置、皮肤光泽度等。

2. 双手涂抹少量按摩乳、按摩精油或者护肤乳（起润滑作用，防止损伤皮肤）。

🕯 按摩区域、方向及次序

1. 推眉毛：双手拇指自眉头向眉尾方向推动，推至眉尾后继续向后至太阳穴，最后推至发际处。一共推 6 次。

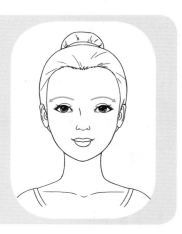

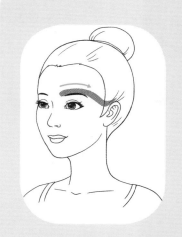

2. 推眉棱筋：眉棱筋在眉毛上缘，正常情况下不可见，足太阳经筋阻塞时可见到眉毛上缘出现隆起，这个隆起即为眉棱筋。用双手拇指自眉头上缘推至眉尾上缘，推至太阳穴，最后推入发际处。未见眉棱筋者推 6 次，已见眉棱筋者推 9 次。

3.推督脉：用双手食指、中指沿前正中线自两眉头中点推至发际线，然后仍沿正中线，过百会穴，推至枕骨粗隆（脑后正中最突出的部位）下、脊柱寰枢椎上方，一共推6次。若感觉头皮疼痛，为经气"壅堵"，这时可以减慢推速，一共推9次。

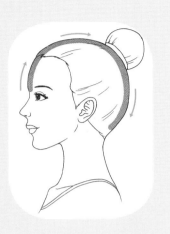

4.推眼周：左手食指压住左侧眼眶外缘，右手食指沿眼眶外缘向下推至眼眶下缘鼻旁处（对侧方法相同），一共推6次。若眼眶上有不平滑感，则推9次。

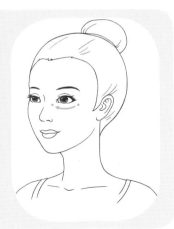

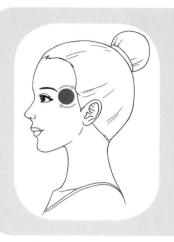

5.**运太阳**：太阳穴不是一个点，而是一个区域，太阳穴在耳郭前面、前额两侧、外眼角延长线的上方，在两眉梢后凹陷处。运太阳是指用双手拇指自前向后按揉太阳穴凹陷的外缘，一共运推12周。

6.**推枕骨横筋**：枕骨横筋在脑后枕骨上的突出部位（枕骨隆突）。枕骨横筋沿枕骨隆突，横向运行经气、经水。推枕骨横筋指用双手拇指自乳突（耳后高骨）沿着枕骨隆突横向推揉，一共推6次。

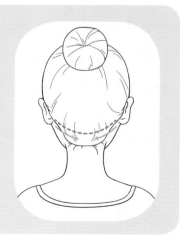

7. 推头皮：双手五指张开，自眉毛沿着头部两侧向枕骨隆突推动。这是收尾动作，几乎所有头部经筋推导的最后一步都是推头皮。一共推 6 次。

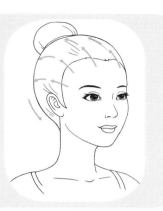

按摩力度

每个人的情况不同，按摩的力度也不相同。如果仅有"壅塞"现象，则力度以在镜子中看到阻塞的地方被推平即可；如果在皱眉时有明显横纹，则力度以推揉时有轻微的酸胀感为佳；如果在没有表情的时候，额头也有明显横纹，则力度以感觉推揉时有明显酸胀感为宜。

按摩次数

"壅塞"者，每周做一次经筋按揉即可，若疲劳、失眠等问题导致"壅塞"严重时，可每隔一日按揉一次；在皱眉时，有明显横纹者，每隔两日按揉一次，若疲劳、失眠等问题导致情况严重时，可每隔一日按揉一次；不做表情时就有明显横纹者，每隔一日按揉一次。

随着持之以恒的按摩，抬头纹会逐渐减轻，大家要根据各自的情况配合相应的按摩力度和次数。

Step 4　观察自己前后的变化

这部分是帮助大家建立自信，从而更好地坚持下去，以后的每个章节都会有这部分。

方法：对着镜子观察，看看额头的皮肤纹路是否变得浅淡，阻塞的部位是否已变平，额头皮肤的光泽度是否提升……

坚持几个周期之后，你就会发现，额头皮肤的纹路变浅了，额头平展了，最重要的是脑门发亮了！有光泽！

其实抬头纹的出现，也是预示身体健康状态开始走下坡路的信号，将这部分内容作为第一章，正是因为在日常生活中，有潜在性抬头纹的人很多，其中不乏一二十岁的年轻人。头顶是诸阳之会，六条阳经、督脉、厥阴肝经都会聚于此，额头出现抬头纹或者"壅堵"现象，往往意味着头顶的阳气开始阻塞了，用手按压头顶，会感觉突起并伴有隐痛。从中医的角度讲，这是阳气不通畅所致，时间久了，脑髓失养，人就容易出现头晕、迷糊、记忆力减退等"变笨"的现象。一二十岁的青少年正处于学习期，每天接受大量的知识，为中考、高考、考研等重要的人生转折点备战，此时岂能容忍自己变笨？！所以，越年轻越要重视自己头部的情况！

第二章　川字纹

——令人误解的元凶

本章介绍的手法可以达到以下目的：

- ➢ 消除川字纹和悬针纹
- ➢ 改善眉间皮肤，让印堂发亮
- ➢ 调整面部表情，减轻蹙眉程度
- ➢ 提神，减轻头晕
- ➢ 提高记忆力
- ➢ 舒展眉心，改善运势

　　一天，我的师妹告诉我："师姐，原来你一点儿都不凶啊！我们同学都觉得你肯定特凶悍！"听闻师妹此言我差点晕倒！天啊！我是医生，在医院里可是出了名的和善啊！我的患者从没说过我凶啊。患者到医院就医，必然是因为有了病痛，他们已经很难受了，我非常体谅患者的心情，所以无论面对多么麻烦的病人，我都能保持微笑，耐心对待。这……这是怎么回事？看我惊诧的样子，师妹赶紧说："可能是因为你老皱眉吧，其实你挺和善的。"可是……皱眉，我没有皱啊！

　　那天回到家，我做的第一件事就是照镜子，结果真发现我很自然的表情就是两眉微蹙，一副纠结、郁闷的样子，稍微做点表情，就双眉深锁，看起来愤怒、凶悍！太不可爱了！怪不得大家会误解我，如此温和的我，居然被认为凶悍！好伤心啊……

　　毛主席曾说："战略上藐视敌人，战术上重视敌人！"我们千万不要惧怕敌人，而要相信自己一定可以战胜他，同时还要认清敌人，制订严谨的战术，击败他！所以，我们先来认识一下川字纹到底是什么。

　　川字纹，在双眉之间，是面部的一种正常的表情纹。随着年龄的增长，皱眉肌和降眉肌的频繁收缩导致弹力纤维断裂，在皮肤表面形成明显的断裂纹，双眉之间就会逐渐形成较深的皱折，呈现为"川"字，故称之为川字纹。也称为眉间纹。眉头形成川字纹，整个人看上去就总是愁眉不展，难以亲近。

Oh！No！我们不要这种东西出现在自己的脸上，一定要将川字纹消灭在萌芽状态！我们要努力拥有美丽舒展的额头，看起来好似快乐的天使，让自己拥有和善可亲的知性美！

川字纹一旦形成，不仅整个人看起来会郁闷、苦恼、愤怒，最重要的是，它还意味着衰老。青春的容颜岂能留下岁月的痕迹？！

如前文所述，川字纹是岁月的痕迹，与频繁皱眉和脑供血不足有很大关系。现代人多为伏案工作者，大都具有脑供血不足的问题，而且生活中方方面面的压力都很大，不可能不皱眉，这两大因素都不可能完全根除。难道就没有办法了吗？其实，在中医看来，川字纹虽与上述因素相关，但更重要的是与督脉、太阳经筋以及脾胃状况相关。

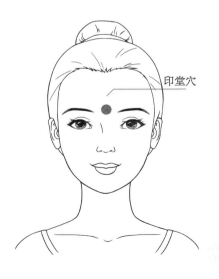

印堂穴

眉头之间本应该是浅而薄的皮肤，但由于一些因素（如长期失眠、颈椎病、过度疲劳等）导致印堂（位于前额，两眉头间连线与前正中线之交点处）经气瘀滞，相较于抬头纹，整个额头的气滞壅堵程度会轻一些，但却对表情的影响更为明显。尽管我们不能杜绝失眠、颈椎病以及过度疲劳这些因素，也不能永远不皱眉，但是通过脸部经筋按摩的手法，我们确实可以将"山川"夷为"平地"。

下面，请大家正襟危坐，准备好镜子，开始将"山川"夷为"平地"的工程吧！

Step 1 检查自己的情况

首先，要审视自己的情况。拿出一面镜子，摆在面前，将头发梳至脑后，亮出额头，不做任何表情。仔细观察1分钟后，回答如下3个问题：

A. 不做表情时，用中指和食指按压两眉头间，皮肤是否有绵软感？正常状态下，头部的皮肤一般会紧贴颅骨，贴得越紧密越好。如果眉头间的皮肤有绵软感，可自两眉头中间直接向上推向发根，观察是否有头皮隆起的情况。

B. 皱眉时，两眉头之间是否有明显纵向纹？

C. 不做表情时，两眉头之间是否有明显纵向纹？

如果你的问题 A 答案是"No",说明你还没有川字纹,请继续爱护自己的身体,将以下介绍的方法当作保健手法保养你那完美的额头吧。

如果你的问题 A 答案是"Yes",说明你已经有了督脉"壅堵"的前兆,要注意预防川字纹。

如果你的问题 A 和问题 B 答案是"Yes",那么川字纹很可能将在你的眉头出现,因为你的督脉已经开始"壅堵"了。

如果你的问题 A、B、C 答案是"Yes",那么我只能遗憾地告诉你,川字纹已经正式出现在你的眉头间。

Step 2 寻找阻塞的经筋

1. 如果不做表情时两眉头间出现绵软感(在 Step 1 中问题 A 的答案是"Yes"),说明足太阳经筋不通,一般是因为眉间至鼻梁处经筋出现了阻塞,此情况多见于年轻人。

2. 如果皱眉时额头有明显的纵向纹(即在 Step 1 中问题 A 和 B 回答的是"Yes"),说明除了足太阳经筋不通之外,督脉头部区域也开始出现了阻塞,并在足太阳经筋额部正中线有相应的表现。

3. 如果不做表情时额头有明显的纵向纹(在 Step 1 中

问题 A、B、C 的答案都是"Yes"），说明足太阳经筋和督脉不通，还说明三阳气已经不足。此种情况多见于年龄较大者。

上述三种情况，川字纹的严重程度依次递增，第 1 种和第 3 种有明显的年龄趋向性，而第 2 种则在各年龄段人群皆可见到，如果在年轻人身上出现，表明头部经筋阻塞较严重，要特别注意头部气血的供养和身体的健康情况，也预示身体可能有功能失调；如果出现在年龄较大者身上，则是相对正常的情况，可以多做以下将要介绍的手法来加强保养，防止皱纹加重，甚至还能逆转已有的轻微川字纹。

Step 3　按摩相关经筋、经脉

准备工作

1. 准备一面镜子，摆在面前，观察自己在没有表情时两眉头间的皮肤状况，如皮肤纹路是否明显、阻塞程度、皮肤是否有光泽，以及皮肤呈现的颜色等。

2. 双手涂抹少量按摩乳或者护肤乳（起润滑作用，防止损伤皮肤）。

按摩区域、方向及次序

1. 揉额头：双手食指分别按揉两眉头与前发际线的中点，自内向外按揉一周，力度以自觉有酸痛感为宜，推揉1～3分钟。

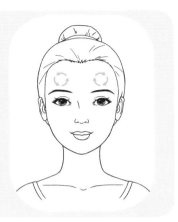

2. 推眉头：双手食指自两眉头起推至前发际线处，一共推9次。若感到有阻塞感，则推12次。

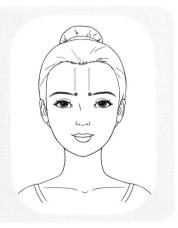

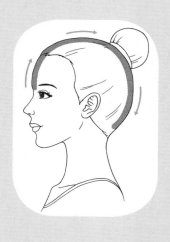

3. **推督脉**：双手食指、中指沿前正中线两侧，自额头中点推至发际线，然后沿正中线两侧，夹百会穴，再推至枕骨粗隆。一共推9次。此处也可用砭石刮痧板推督脉，推的速度要极慢，以每分钟前进1厘米为宜，可以预防头顶脱发。

4. **拿捏鼻筋**：鼻筋为自鼻根至鼻头鼻梁两侧的切际线。用右手拇指指腹和食指内侧面，自鼻根与内眼角间的凹陷处向鼻头方向拿捏鼻筋。一共拿捏12次。有鼻炎者，可拿捏30次。

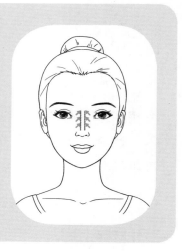

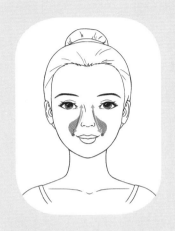

5.推鼻唇筋：鼻唇筋与法令纹平行，具体位置如图所示。双手食指自鼻根与内眼角间的凹陷处向鼻翼延长线方向推至地仓穴（位于口角外侧，向上直对瞳孔）推鼻唇筋，这条经筋可以上下来回推动。一共推 20～30 次。

6.推眉毛：双手拇指自眉头向眉尾方向推动，到达眉尾后继续向后推至太阳穴，最后推至发际线处。一共推 6 次。

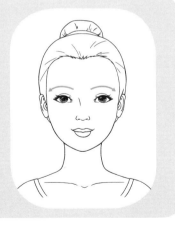

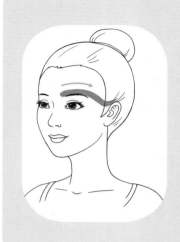

7.推眉棱筋：眉棱筋在眉毛上缘，正常情况下不可见，足太阳经筋阻塞时可见到眉毛上缘出现隆起，此处隆起即为眉棱筋。双手拇指自眉头上缘沿眉毛上缘推至眉尾上缘，再推至太阳穴，最后入发际线处。未见眉棱筋者，推6次；可见眉棱筋者，推9次。

8.推印堂：用右手食指与中指，按揉印堂穴30～50下，然后沿前正中线自印堂推至枕骨粗隆（重复6～9次）。

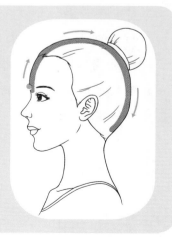

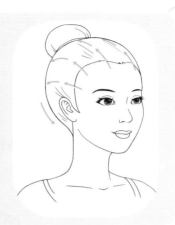

9.推头皮：双手五指张开，自眉毛沿着头部两侧推向枕骨隆突。一共推6次。

按摩力度

按摩力度以自我感觉酸胀为宜。

注意：川字纹位于督脉，属足太阳经筋，反映人体体内深处早期的情况！

督脉是奇经八脉之一，统帅人体一身的阳气，与诸多经脉交会，联系脏腑，内藏元阳、肾精以濡养脑髓。当阳气不能上荣于头面时，督脉就会有所反映。

印堂作为督脉的重要穴位，是人体内脏变化时最敏感的反映区。足太阳经是十二经脉中阳气最充足的经脉，川字纹所在的位置正好位于督脉和足太阳经筋在额部的区域，反映了人体早期阳气上行不通畅，不能很好濡养脑髓的情况。如果仔细观察，还会发现印堂处因为不同的病邪反映出不同的颜色，如红色（包括暗红、紫红）反映热证、黑色反应寒证或肾脏疾病、青色反映体内有肝风、晦暗的黄色反映湿重（出油的是热湿、不出油且颜色更暗的是寒湿）。

本篇所介绍的内容虽然仅仅是对头部督脉的梳理，但对整个督脉阳气的通畅运行都有所帮助，如果大家可以根据自己印堂处的颜色判断身体的基本情况，再配上正确的经筋按摩手法，会收获更好的美容奇效！

小贴士

川字纹的成因

川字纹有一种比较特殊的情况，就是天生两眉头中间带纵向纹，也称为"悬针纹"或"悬针破印纹"。相学上认为，此纹的显示预示着人在中年时必将遭遇一次生命危险。当然，不是所有的悬针纹都是悬针破印纹，即便出现了也不要过于害怕。一般来说，有此纹者常有如下特征：①性格顽固，缺乏妥协性，内心计较，吹毛求疵，并且多疑，在任何事情上都觉得别人对不起自己，一旦发生争执容易暗地里进行报复行为。②善思考，易忧虑，放不开，劳心劳碌，急躁，个性偏激，独断专行，一旦有目标后会奋勇向前，遇事执着不放，不达目的不罢休，所以成功率颇高，同时一生容易大起大落。③夫妻生活易受影响。有悬针纹的男女，多在婚姻生活中容易较真，易产生很多不如意，增加婚姻矛盾，矛盾出现的概率相对较高。

　　这些说法听起来很玄，其实从病理上很容易理解。凡是形成了纵向川字纹的人，大多生活压力较大，导致肝气郁结，脾气暴躁，易伤脾胃。肝郁则易怒暴躁，脾虚则善思多虑；反之，亦然。如此恶性循环，虽然做事善思考，并且坚韧不拔，但又难免顽固、暴躁、偏激及疑神疑鬼，在这种情况下，夫妻之间的相处也就容易出现一些问题。所以，额头出现悬针纹者，一方面

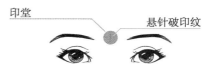

印堂　　　　　　　　悬针破印纹

说明其性格较果敢，但容易暴躁和易怒；另一方面也说明其肝气郁、脾气结，睡眠、消化功能可能出现了问题。

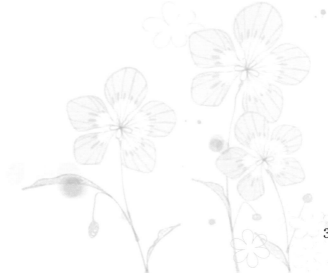

第三章　鱼尾纹

——伤害女人眼角的"利刃"

本章介绍的手法可以达到以下目的：
- ➤ 消除鱼尾纹，改善眼周皮肤
- ➤ 提升外眼睑，消除肿眼泡
- ➤ 让眼睛变大，双眸明亮
- ➤ 防治近视眼

　　大家都知道鱼尾纹是指眼角和鬓角之间出现的皱纹，然而实际上，一旦鱼尾纹出现，就绝不仅仅是眼角皱纹，往往还伴随着眼袋、黑眼圈等眼周问题，同时颧骨（特别是颧弓上缘的筋肉）会较年轻时变得松懈和缺乏弹性，有下垂的倾向。此时，认真观察面部轮廓就会发现，无论是哪种脸型，原本清晰圆润的曲线都会发生改变，原来的平滑线条变成了凹凸曲折的轮廓，这种情况，尤其是鹅蛋脸和瓜子脸（含锥子脸）的变化最为明显。

　　现代医学认为，鱼尾纹的形成是由于神经内分泌功能减退，蛋白质合成率下降，真皮层的纤维细胞活性减退或丧失，胶原纤维减少、断裂，从而导致皮肤弹性减退，眼角皱纹增多。此外，日晒、干燥、寒冷、洗脸水温过高、表情丰富、吸烟等外在因素，都会导致纤维组织弹性减退，致使眼周皱纹增加。

　　女孩子都知道，现代护肤方法中"保湿"是王道！大家都会做好防晒、保湿等皮肤保护工作，也会尽量避免灰尘、烟雾等污染物损害面部皮肤，刮风、下雪时对脸部的保护甚至可以"武装到牙齿"！虽然这些保护手段都有一定效果，但是仍然不能大幅减缓胶原蛋白的流失，难以保持少女时期如水的肌肤，好不无奈！

　　大家别着急，虽然我也没有办法给大家提供青春永驻的灵丹妙药（因为随着年龄的增长，衰老是必然发生的自然现象），但是我可以提供一个办法，让大家减缓皮肤衰老的速度，使大家看上去总是小于实际年龄。

　　下面，让我们从中医的角度认识一下鱼尾纹的病因、病机。中医学认为，鱼尾纹多与肝肾相关，女子以肝为先天，男子以肾为先天。若女子较早出现了鱼尾纹，大多是因为肝阴虚或肝血不足，通过养肝补阴血，可以有效减缓鱼尾纹的生成速度，甚至逆转鱼尾纹的情况！对！是逆转！也就是说，即使鱼尾纹已经出现，如果养肝工作做得好，也是可以将已经出现的鱼尾纹消除的。特别是辅以养肾护肾的工作，就能够有效减缓衰老的速度。若男子较早出现了鱼尾纹，就相对不那么好解决了，因为这多与先天的肾阴不足有关，若不影响生活，就不用管了。所以，接下来我会以女性的情况为主，介绍鱼尾纹的经筋按摩疗法。

Step 1　检查自己的情况

　　首先，要检查自己的情况。拿出一面镜子，摆在面前，将头发梳至脑后，亮出额头，不做任何表情，然后仔细观察面部，重点观察眼周部位。观察 1 分钟后，请回答如下问题：

A. 不做表情时，两侧眼角是否向上翘起？外眼角是否有细纹？

B. 不做表情时，两侧眼角是否在同一水平线上？内眼角下方是否有细纹？

C. 做表情（特别是笑容表情）时，外眼角与鬓角间是否有明显的横向细纹？

D. 不做表情时，外眼角与鬓角间是否有明显的横向细纹？

E. 拿出一张自己 25 岁以前的照片，做出同样表情，仔细观察，比较颧弓上缘的肌肉，是否不如以前丰厚？

如果你从问题 A 开始答案都是"No"，那么估计你的年龄在 25 岁以内，而且先天条件就好，否则很难拥有如此完美的眼眸。请继续爱护保养双眸，由衷地祝愿你青春常驻，一直到 50 岁时都不会出现以上任何一种情况。

如果你的问题 A 答案是"Yes"，也不要紧张，这种情况很正常。因为女性一旦过了 25 岁，皮肤胶原蛋白的流失速度就会增快，吸收能力却反而下降，气血便不如之前充足，从这时候开始保养，很快就可以逆转这些小细纹。

如果问题 A 和 B 的答案是"Yse"，请注意：这说明你已经出现肝阴虚的问题，要注意月经情况，如果出现了月经不调现象，要尽快治疗，养好气血才能保住青春。但是，有一些年轻的小姑娘，眼角不是双侧下垂，而是单侧下垂，两侧眼角不在同一水平线上，这主要是由一些外在因素（如偏侧睡眠、偏嚼等习惯）所导致，应用经筋手法按摩很快就可以恢复。

如果你的问题 A、B、C 答案都是"Yes"，这时要分情况来看：如果你的年龄不到 40 岁，我不得不说，你的情况很严重，必须用"手法保养＋身体调节"才能纠正，单纯依靠经筋按摩手法已难以完全恢复了。

如果你的问题 A、B、C、D 答案都是"Yes"，说明鱼尾纹已经正式形成，那么请你耐心坚持下去，我们的经筋按摩手法一定会有效的！重在坚持！

如果你的问题 E 答案是"Yes"，而你又比较年轻，那就是比较严重的情况了，因为这种情况一般在 40 ～ 50 岁时才开始出现，这说明人体内脏功能减弱，是自然衰老的表现。若女性朋友这种情况出现得比较早，我建议你去检查一下身体，特别是要做妇科检查，看看问题的根源在哪里，气血如此虚弱，竟然引起身体的提前衰老！

Step 2　寻找阻塞的经筋

鱼尾纹的出现，一般表明手足少阳、手太阳经筋阻塞，具体位置如下：

1. 不做表情时，两侧眼角或单侧眼角向下垂，外眼角有细纹（在 Step 1 中问题 A、B 的答案是"Yes"），这表明足少阳、手太阳经筋出现阻塞。若单侧眼角下垂，为足少阳经筋离股（筋肉离开原本的位置）。

2. 做表情时（特别是笑容表情）时，外眼角与鬓角间有明显横向细纹（在 Step 1 中问题 A、B、C 的答案是"Yes"），这表明除了足少阳、手太阳经筋，还有手少阳经筋的问题。如果在相应区域可以摸到条索状筋节，表明相对应位置的经筋有离股。另外，肝阴、肝血开始变弱，要注意滋补阴血了。

3. 不做表情时，外眼角与鬓角间有明显的横向细纹。一般来说，此时颧骨上缘的筋肉已经变得薄弱、下垂（在 Step 1 中问题 D、E 的答案是"Yes"），这表明除了上述 3 条经筋有问题之外，体内的肝阴、肝血也明显缺乏，不仅要滋阴补血，还要益肾填精。若此时伴有小腹坠胀、冷痛等不适，一方面说明肾阳较弱，胞宫虚寒，另一方面还表明可能有妇科疾病。

Step 3　按摩相关经筋、经脉

🧴 准备工作

还是要用好镜子，观察 Step 1 中所提及的位置——两侧外眼角的角度、外眼角与鬓角间的皮肤状况（包括细纹、颜色、光泽度等）、颧骨上的筋肉位置等。

🧴 按摩区域、方向及次序

说明：以下介绍的经筋按摩手法，对于普通的、后天形成的细纹都能有明显的疗效，但是无法消除先天的鱼尾纹。

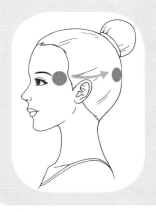

1. **大推太阳穴**：以双手小鱼际处为着力点，自外眼眶经过太阳穴推入发际线，最后推至枕骨。一共推 6 次。

2. 推耳周三筋

（1）推耳内筋：耳内筋位于耳郭上缘白肉处至乳突（耳后高骨）前缘，属于手太阳经筋。双手拇指按图示方向推耳内筋，一共推 6 次。如果手下有阻塞感，不要快速推过去，而是要停下来慢慢推过去，直到阻塞感减轻为止。一共推 9 次。

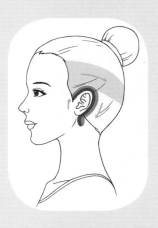

（2）推耳发筋：耳发筋位于耳朵上方，紧贴发际线上缘，属手少阳经筋。双手拇指自耳轮脚前鬓角位置开始推耳发筋，一共推 6 次。如果手下有阻塞感，要按压局部筋节，待筋节变软后再继续推筋。一共推 9 次。

　　（3）推耳上筋：耳上筋始于头角（又称额角，指前发际两端弯曲下垂所呈之角）至耳轮脚前，止于乳突，属足少阳经筋。用掌根推耳上筋至枕骨（注意：不是推至乳突），一共推6次。如果感到其中有条索状筋节，可单用拇指自前向后推经筋，以通顺经气的运行，一共推9次。

　　3. 推颞上筋：双手食指自颧骨上缘高点内侧开始，自前向后推至发际线，速度要慢，以手下阻塞感消失为准。一共推6次。注意：此处皮肤娇嫩，距离眼睛近，不要让指甲伤到肌肤和眼睛。

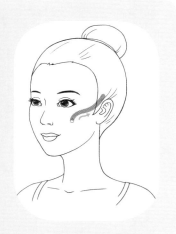

4.推耳前筋：双手食指自耳轮脚前推至下颌角，如有阻塞感，则减慢推的速度，需将阻塞之气梳理通畅，一共推9次；如果阻塞感严重者，推至下颌角后可继续向下沿着胸锁乳突肌前缘推至喉结旁，一共推12次。

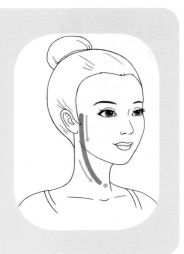

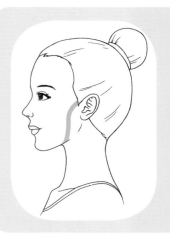

5.推咬筋：也称为推咬肌。双手拇指自颧骨外侧鬓角前推至下颌骨，一共推6次。

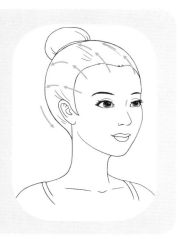

6. 推头皮：双手五指张开，自眉毛开始，沿着头部两侧向枕骨隆突推动，一共推 6 次。

按摩力度及频率

按摩力度以自我感觉酸胀为宜。由于眼周皮肤娇嫩，可以每隔两天按摩一次，每次按摩后都会见到效果。1～3 个月后，鱼尾纹会明显减轻。

小贴士

药膳养阴血

请注意！药膳的制作方法跟日常烹饪不同，在制作时，请大家严格遵守下文所述的烹饪方法，这样才能做出药膳，而不是普通的食物。

药膳：肉皮冻（别惊讶，就是这个，它与我们平常吃的不同哦）。

材料：猪皮 500g（如果能找到驴皮，效果更佳），姜 50g，蒜、花椒、大料各适量。

做法：

1.将猪皮切成约 5mm×5mm 的小丁，置入砂锅中，放入约 5 斤水，猪皮与清水的比例约为 1 : 5。如果猪皮多了，请按比例加水。1 斤猪皮可熬出 1.5 ～ 2 斤肉皮冻。

2.煮开后，撇除血沫，放入姜末、蒜、花椒、大料等一起熬煮（熬好后去除蒜、花椒、大料）。

3.煮开后改小火煮 8 小时，熬煮过程中禁止放盐和酱油（放入含盐的调料，会导致肉片失水，即使连熬 3 天也无法熬烂），但可加入葱、姜、花椒、大料等作料。猪皮熬成乳白色，放凉后即为白色肉皮冻。

4.食用时，可随个人口味加入酱油、盐、醋等调料。做些蒜汁调味，搅拌后食用，味道也非常不错。

服法：每日服用 1 ～ 3 两。

注意：不同的人，阴虚程度不同，若自觉阴虚较轻，可每日服 1 两，较重者服 2 两，觉得很严重的可以服 3 两。

第二篇　塑造紧致立体脸型

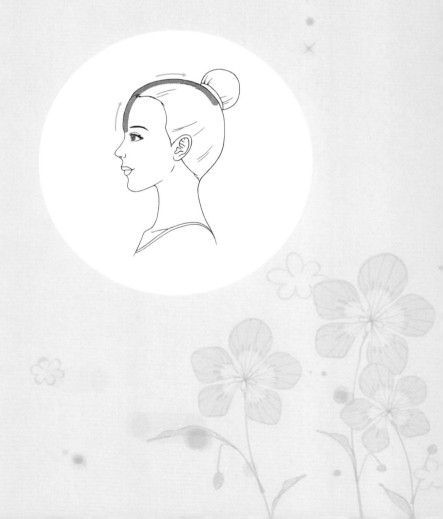

第四章　大锛儿头

——少时的宝贝，老大的祸

本章介绍的手法可以达到以下目的：
- ➢ 消除额部大锛儿头
- ➢ 改善额头皮肤，提亮肤色
- ➢ 消除额头"犄角"
- ➢ 保护视力，提亮眼神
- ➢ 提高记忆力
- ➢ 改善面部轮廓

　　大家可曾听说过这么一段童谣："锛儿头，锛儿头，下雨不愁！人家有伞，我有锛儿头！"它形容人的额头上高出来一块儿，显得特别亮，我们通常称这样的额头为"大锛儿头"。很多小孩子刚出生的时候就有锛儿头，脑门更高，也很亮，看上去特别可爱。其实这是大脑门，并不是大锛儿头。根据古人的说法，脑门高而大，意味着阳气充足、肾精盛满，这样的孩子聪明！请大家注意，我们要解决的问题不是大脑门，而是大锛儿头！

　　如果仔细观察生活中的你、我、他，就不难发现，现代社会中有不少人都有大锛儿头，而且都很明显，感觉就跟顶了个犄角似的，或者像是磕肿了，额头高出来一块儿！这时候，很多人会说："这个是天生的大锛儿头！"

　　果真如此吗？请找出自己7岁以前的照片，如果照片中的自己真的有锛儿头，那还真是天生的，可能颅骨就长这样，本书将要介绍的手法，对这个情况不会有任何改善。但是，我自己在生活中遇到了很多人，发现他们中大多数人都是后来才变成这样的，真正天生颅骨长成这样的人很少。所谓"聪明绝顶"，有两种说法：一种指谢顶（多为脂溢性脱发），此类人阳气过旺，虽有过人之处，但易走极端；另一种则指额头生来宽于常人，这类人必有过人之处。

先天颅骨就长得比较特别的，咱们就不讨论了，我在这里想说一说后天形成的大锛儿头。

首先，大锛儿头的形成原因主要是督脉阻塞，阳气阻塞于此，天长日久便形成了额头起角的景象，这种情况其实也和事业相关。一般来说，工作压力大、工作努力的人，更容易出现此类问题。此处又称为天庭，是阳气会聚、流转之处，用脑多的人最容易在此处出问题，如果此处气的流转通畅，则对头脑的清明更有帮助。头上顶个犄角可不是好事，就跟公牛似的，脾气暴得很，还认死理儿，很容易跟人起冲突，有时候甚至自己都不明白干吗这么倔脾气。姐妹们，我们不是用暴脾气征服世界的！我们是那温柔的四月天，是和煦的春风，要用似水般的柔情打动世界，用自己的纤纤玉手化除头上的犄角，还可以顺便除掉老公头上的戾气，甜甜蜜蜜地过幸福的小日子！

Are you ready？ Let's go！（准备好了吗？让我们开始吧！）

Step 1 检查自己的情况

首先，仍然是检查自己的情况。先找出自己 7 岁以前的照片，看看是否天生颅骨就长成这样。如果你的大锛儿头是后天形成的，那么，请拿出一面镜子，摆在面前，将头发梳至脑后，亮出额头，不做任何表情，仔细观察面部。观察重点在眉毛与发际线之间，对着镜子分别从正面、左右各转 45° 观察额部情况，至少观察 1 分钟，然后请回答如下问题：

A. 正面观察，不做表情时，是否自觉眉毛与发际线中间有较明亮的感觉？

B. 正面观察，做表情时，特别是皱眉时，眉头至两侧头维穴间是否隆起？

C. 侧面观察，脸斜向左侧（或右侧）转动 45°，不做表情时，眉毛与前额发际线间的部位是否有隆起？

D. 若有隆起，用食指指尖按压最高点，是否有绵软感？

E. 若有明显隆起，用食指按压后，是否自觉坚硬如骨？

这个部分不同于之前自我检查的内容，请大家认真观察，即使经过检查后发现一切正常，也要注意观察自己的爱人等家人，尤其是小孩子，如果发现问题，要尽快疏通，这样做对于成年人有改善头脑经气循环的作用，对于小孩子有益智的功效，还能疏导体内的阳气，减轻孩子的青春期叛逆程度。

如果你的问题 A 答案是"No"，那么恭喜你，你的任督二脉通畅，元气在小周天内的运行基本无碍。但是，我可以说，很少有这样的人（即使是十几岁的青少年，也很少见），只有先天充足、后天养育完全没有问题，而且自然条件也很适宜，才能出现这种情况。

如果你的问题 A 答案是"Yes"，请不要紧张，这很正常，我们大多数人都是这样的，尤其以年轻时多见，毕竟"年轻气盛"啊！这是阳气冲盛于头面的表现。但是，此时大多数人会出现额头发亮、油汪汪的现象，这不光是阳气充斥头面，也是阳气上去后无法降下来而收入任脉，从而在额头壅滞过多所致，只要注意疏导气的上行与下降即可。

如果你的问题 A、B 答案都是"Yes"，请注意，这说明此时阳气在额头壅滞日久，额头的皮肤组织已经开始变形，进入大锛儿头形成的前期。

如果你的问题 A、B、C 答案都是"Yes"，那就说明你的大锛儿头已经形成，不过还不算明显，从侧面才能看出来，此时用手法疏导阳气，很快就能见效。

如果你的问题 A、B、C、D 答案都是"Yes"，说明你的大锛儿头已正式形成，那么，请你务必坚持经筋按摩，虽然见效会比较缓慢，但是一定会有效果！

如果你 5 个问题的答案都是"Yes"，说明情况比较严重，此时头晕、视物模糊等问题都有可能出现，自己做经筋按摩的效果不会太明显。如果条件允许，建议选择刮痧治疗，效果更好，但是治疗时会比较疼，需要做好心理准备。

Step 2　寻找阻塞的经筋

大锛儿头的出现一般表明足太阳、督脉经筋阻塞，具体位置如下：

1. 正面观察——不做表情时额头较亮，做表情时（特别是皱眉）时，自眉头至两侧头维穴间有隆起（在 Step 1 中问题 A、B 的答案是"Yes"），表明足太阳经筋在额头与督脉共行的部位出现了阻塞。

2. 侧面观察——脸斜向左侧（或右侧）45°，不做表情时，眉毛与发际线间的部位有隆起（在 Step 1 中问题 A、B、C 的答案是"Yes"），表明足太阳目上纲经筋和足太阳经筋额头部位阻塞。

3. 额头有隆起——用食指指尖按压最高点，感觉明显高于他处，指尖下感觉绵软或者坚硬（在 Step 1 中问题 D、E 的答案是"Yes"），表明督脉和足太阳目上纲经筋已经出现比较严重的阻塞。此时要注意视力的变化，如果出现视力下降或者散光加重的现象，均可能与此有关。

Step 3　按摩相关经筋、经脉

准备工作

准备一面镜子，观察 Step 1 中提到的点，对着镜子分别从正面、左右各转动头部 45° 观察额部，重点观察眉毛与发际线之间的部位，是否有隆起的区域。

按摩区域、方向及次序

再次强调一下，以下介绍的经筋按摩手法，对普通的、后天生成的大锛儿头有明显的效果，但是无法治疗先天出现的大锛儿头。

1.揉阳白穴：阳白穴位于面部，在瞳孔正上方，距离眉毛上缘约2厘米处。阳白穴是湿冷的水气与阳热风气交汇之处，水湿被阳热化去，会自觉神情清明，故名阳白穴。长期脑门较高的锛儿头朋友，在生气或者焦躁的时候会自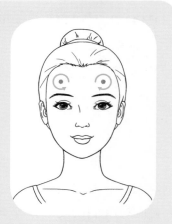觉阳白穴有明显的血管搏动感，即阳白穴跳动感，这是体内肝阳上亢逆于头面部所致。可用双手食指自内向外按揉1周，左右各按揉16次。

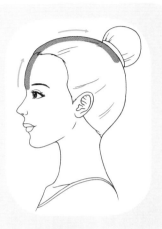

2.纵推督脉：双手食指、中指自印堂推至神庭穴，严重者可继续推至百会穴。力度以手下有经气移动感为宜。一共按揉16次。

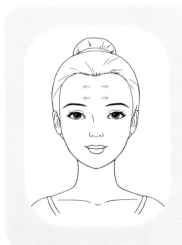

3.横推前额：两手小鱼际或者掌根自正中督脉（前正中线）向两侧发际线水平横推16次。

4.纵推铸儿头：用两手食指、中指、无名指，自眉毛前 1/2 处向外上方推至头维穴（头维穴位于头侧部发际中，在发际点向上一指宽、嘴动时肌肉也会动之处。其气血充足时有维持头部正常功能的作用），再入发际线并推至两颞部上方。若想增强效果，

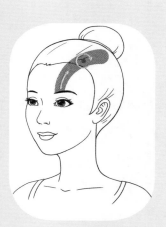

可在头维穴处用指腹画圈（自内向外旋转 1 周）按揉，然后继续纵推大铸儿头，至少推 12 次。

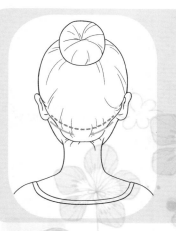

5.枕骨横筋：双手拇指自乳突（耳后高骨）沿枕骨隆突横向推揉，至少推 12 次。

6.刮痧治疗：需要特别注意的是，如果你不仅有大锛儿头，并且时有头昏、视物不清等情况，上述手法的疗效可能已经不太明显了，需要选择刮痧治疗，才能较快见效。刮痧的方法：双手持刮痧板（用水平面或弧形面，抵住皮肤表面），自印堂穴开始，以每分钟1厘米的速度，向百会穴推动，若有难推动的地方，可减缓速度！欲速则不达，速度越慢阻塞的地方越容易被梳理通畅！推1～2次即可。

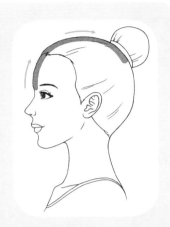

按摩力度

按摩力度以自我感觉酸胀为宜。注意指腹下的饱满程度，控制速度，宜慢不宜快。

Step 4 观察自己前后的变化

　　本章所介绍的按摩手法，一定要每次做完后及时观察，你会发现效果既明显又细微。比如：刚开始是脑门上有大犄角，并且比较坚硬，每次按摩后都会觉得脑门变得越来越绵软；持续一段时间后，变化就比较细微且不明显了；再持续一段时间之后，又会感觉脑门突然变低了；最后，你就可以完全摆脱"大锛儿头"的称号啦！在这个过程中，你会发现自己的脾气越来越好，脑子也越来越清楚，眼睛也变得明亮了！变化小的时候，一定要坚持，不要灰心；变化大的时候，更要坚持，不要半途而废！

第五章　双下巴

——颈部线条的"杀手"

本章介绍的手法可以达到以下目的：

- ➤ 打造尖下巴，消除双下巴
- ➤ 改善颈部皮肤，减少颈部细纹
- ➤ 消除颈部赘肉
- ➤ 让颈部变纤长

曾经有一副尖尖的下巴长在我的脸上，但我却没有好好珍惜，等到失去的时候才后悔莫及，尘世间最痛苦的事莫过于此。如果上天可以再给我一次机会，我会说："尖下巴！若下辈子还做女人，我恳请上天赐我一张精致的小瓜子脸。"玲珑脸庞、尖尖下巴，温婉可人。可惜啊，倘若真有诸天神佛，恐怕也在为了世界和平而忙碌，没空帮我这个小女子解决下巴问题。但是，随着年龄的增长，本就肉嘟嘟的脸蛋逐渐出现了双下巴的趋势，真是让人内心郁闷！与其捧着自己的脸天天咆哮"双下巴的女孩，你伤不起啊，伤不起"，不如自力更生、艰苦奋斗，消灭"敌人"！

"双下巴"的医学名称为"下颌脂肪袋"，是因为皮下脂肪组织堆积过多，皮肤老化松弛后由于重力的作用而下垂。从外观上看，双下巴使颈部显得臃肿短粗，失去固有的线条美。诚然，随着年龄的增长，出现这种情况在所难免，但是双下巴应该在什么时候出现才是符合自然规律的呢？20岁？30岁？40岁？50岁？我的观点是——越晚越好，40岁以后稍稍有一点儿，50岁以后较为明显，60岁以后才可形成明显的双下巴。然后，现代人才30岁出头就开始出现双下巴的征兆，这是为什么呢？

双下巴的形成，主要与手太阳、手阳明以及足太阳等多条经筋松懈、错位有关。经筋松懈的主要原因就是阴虚，现代都市人天天加班至深夜，或者夜夜娱乐至清晨，想不阴虚都困难。日益严重的阴虚会导致人体多条经筋松弛，失去张力，错离原位。

Step 1 检查自己的情况，寻找阻塞的经筋

首先，准备一面镜子，不做任何表情，保持颈部肌肉处于自然放松的状态，先让头部向右侧转45°，看颏颈之间是否有明显角度，然后以耳前下颌角、下颌骨下方的皮肤、肌肉为主要观察点，并且张开嘴，观察下巴下方的肌肉状况。观察结束后，回答以下问题：

A.双手食指分别按压翳风穴（翳风穴位于耳垂后方，在乳突与下颌角之间的凹陷中），指下是否有小结节并伴酸痛感？

B.侧面观察双侧耳后翳风穴的位置，是否为非凹陷状态？

C.张开嘴，侧面观察下颏（下巴）的下方肌肉是否松弛下垂（下颏与颈部间肌肉和皮肤松弛下垂），形成了双下巴？

D.闭嘴，侧面观察下颏（下巴）的下方肌肉是否松弛下垂，形成双下巴？

如果4个问题的答案都是"No"，那你的下巴就可当选"宇宙无敌完美靓下巴"了！这说明你的身体健康，并且肌肉皮肤状态极好，如果你过了35岁还能保持这种状态，那就一定是天生丽质并且身体条件非常好。要知道，即使是尚且年轻的我，翳风也已经开始出现结节和压痛感了。

首先，问题A的情况是最早期的症状，酸痛越严重，说明面部经筋的问题也就越严重。平时可以经常按压这个穴位，一方面检查是否有了形成双下巴的趋势，另一方面还可以预防面部的其他问题，如轻度的痤疮等。

问题B中提到的翳风穴凹陷是年轻的表现，凹陷越明显说明越年轻，随着年龄的增长，翳风穴前方沿着下颌角的手太阳下腮筋向耳朵方向移位，堆积在翳风穴的位置，导致突起。

问题C和D出现时，颏颈之间已经没有明显的角度，代表双下巴形成的程度。问题C中的双下巴是早期表现，通过手法可以有效减轻，甚至消除。问题D一旦出现，则很难通过手法来消除，只能减轻双下巴的程度。

Step 2 按摩相关经筋、经脉

▌准备工作

准备一面镜子并准备好按摩油，以下按摩的面积较大，需要按摩油的充分润滑，否则容易伤到皮肤，也会影响按摩的效果。

▌按摩区域、方向及次序

1. 按揉翳风穴：双手食指按住耳后凹陷处的翳风穴，指腹对着眼睛的方向，自前向后按揉30次，若酸痛明显则增加至60次。

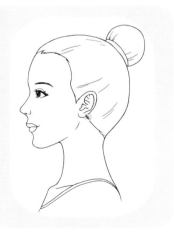

2. 推下腮筋：下腮筋位于耳屏处，始于耳前，向下至耳垂前，再入下颌角后。自上向下推9次。

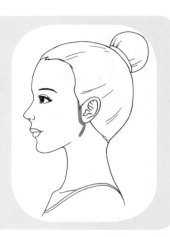

3. 捋顺咬筋：咬筋属于手阳明经筋，始于鬓角前缘，向下至颊车穴（位于下颌角前上方约一横指处，按之有凹陷，当咀嚼时咬肌隆起最高点），继续向下沿胸锁乳突肌前缘至人迎穴（位于颈部喉结旁，在胸锁乳突肌的前缘，颈总动脉搏动处），再到锁骨上窝。自上向下缓慢推顺9次。若遇阻碍，可局部按揉，此时推筋则增加至12次。为了便于推下巴处的经筋，推左侧时头部向右上方偏45°，推右侧时头部向左上方偏45°。

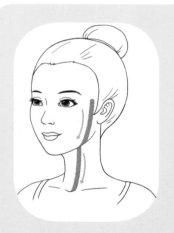

4.推下颧筋：从颧弓与鬓角的交点开始，推至颧骨最高点外侧，向下推至大迎穴（位于下颌角前方、咬肌附着部前缘，即面动脉搏动处，也就是咬牙时咬肌隆起的前缘），继续向下推至喉结旁，共推9次。若颧骨最高点外缘有

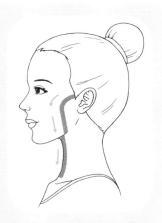

结节，则需要用食指单独按揉，直至结节变软（消失最佳），此时多为下颧筋向后掉所致，待结节变软消失后继续沿原方向推，此时推筋增至12次。此法还可以治疗下眼皮跳动。

5.顺项大筋：项大筋属足太阳经筋，为《黄帝内经》所指的婴筋，是颈侧之筋，相当于胸锁乳突肌前缘部。沿着胸锁乳突肌前缘，自下颌角向上推至翳风穴，再从翳风穴向下前方推至人迎穴。一共推9次。

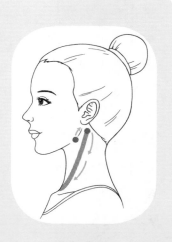

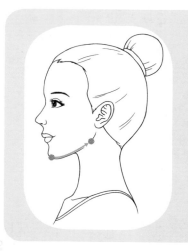

6.捋下颌：以左侧为例，右手拇指抵住下颏，左手拇指沿着下颌骨向下颌角捋顺6次，注意紧贴下颌骨。

🖊 按摩的频率

双下巴明显者，需要坚持每日按摩，遇到酸胀痛明显的部位要停下，局部单独使用手法按摩。

虽然时下的主流审美标准早已从鹅蛋脸变成了锥子脸，但是，实际上下巴是女人的地格，要饱满有肉才算是福相，所以大家也没有必要为了追求锥子脸而去做整容手术。一方面手术有一定风险，另一方面这样的美丽禁不起时间的考验。潮流的审美观终会过时，况且随着年龄的增长，面部筋肉会改变移位，而做过手术的部位都是"死掉"的筋肉，到一定年龄后脸就会变得极不自然。

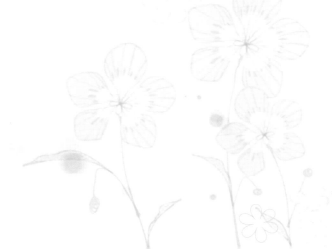

第六章　法令纹

——苦楚纠结的面容

本章介绍的手法可以达到以下目的：

➢ 消除法令纹，改善面部表情
➢ 改善鼻翼肌肤，收缩毛孔
➢ 促进肌肤水油平衡
➢ 提亮肤色
➢ 改善面部轮廓，提升双颧曲线
➢ 防治慢性鼻炎

　　作者安妮宝贝曾说她喜欢男人长着深刻的法令纹，而法令纹代表隐忍和苦楚。这两条深深的纹路，也许在男人身上如同伤疤一样是硬汉的象征，但身为女人，就算你是这位作家的忠实粉丝，相信你也不会喜欢自己的脸上出现两条"隐忍和苦楚"的深沟吧。

　　在年轻女性的脸上，几乎看不到这两条纹路，所以，如果一旦某人给人的第一印象是法令纹的话，那也就意味着这个人不再年轻了。随着年龄的增长，人在 35 岁以后，法令纹会慢慢加深。除了遗传因素外，主要是皮肤里的胶原蛋白、水分含量会随着年龄增长而渐渐流失，皮下脂肪萎缩下垂，导致皮肤松弛和老化，从而形成皮肤表面上的凹陷，并逐渐形成法令纹，给人造成严肃、威严、苍老和难以亲近的感觉。从相学上看，鼻子两侧的皱纹可以反映一个人说话的分量，皱纹深的人说话，大家都得听，皱纹浅或者无皱纹的人说话，就没人听。这两条皱纹深的人可以发号施令，所以人们将这两条皱纹称为法令线。

　　法令纹所在的区域属于足阳明经筋结于鼻子的分支（鼻唇筋）。从局部来看，足阳明经筋至鼻唇筋处气滞血瘀，局部壅堵突起，就会导致显现法令纹。此外，当人体脾胃虚弱，阳明经气血不足时，目下纲经筋松懈下垂，也会令法令纹加重，而且此时其他的经筋也会变得松弛，容易离股松懈。

Step 1　检查自己的情况及寻找阻塞的经筋

首先准备一面镜子和一张自己 20 岁的证件照，并排摆放，先观察镜子中的自己 1 分钟，再仔细看照片，然后请回答以下问题：

A. 微笑时，鼻唇沟是否明显？

B. 无表情时，鼻唇沟是否明显？

如果你两个问题答案都是"没有"，那就肯定是没法令纹了，真棒！你不仅身体状态年轻，而且皮肤紧致，筋肉有力、弹性十足！特别是过了 35 岁还没有明显鼻唇沟的姐妹们，请继续保持这个良好的状态，有希望成为下一个"不老神话"——潘迎紫。

问题 A 是最常见的情况，人们现在也称这种法令纹为笑纹。法令纹会延伸到口周，当局部的鼻唇筋有阻塞时，同时存在以上 2 个问题的，笑起来时法令纹严重的可延伸到下巴，这不仅是局部经筋阻塞所致，还有经筋松懈下垂的原因，这说明人体脾胃气不足，阳明经虚弱，需要调整身体的内部状态。

Step 2　按摩相关经筋、经脉

准备工作

　　摆好镜子，观察口周肌肉、皮肤纹路及嘴角方向，对着镜子微笑，再观察嘴角的角度并感受两侧肌肉的力量，牢记心中，这些都是有问题的点。

按摩区域、方向及次序

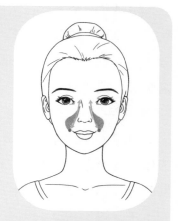

　　1. 推鼻唇筋：双手食指自鼻根与内眼角间的凹陷处开始，沿鼻翼延长线方向推至地仓穴（位于口角外侧，向上直对瞳孔），上下来回推动 20 次。若感觉鼻唇筋肌肉弹性降低、有僵硬感，可先用食指按压瞳孔直下的延长线与鼻唇筋交点处 2 分钟，再按照上述方法推筋，次数可增加至 30 次。

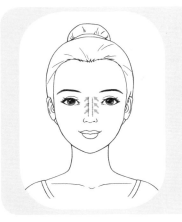

2.拿捏鼻筋：鼻筋为鼻根至鼻头、鼻梁两侧的切际线。用右手拇指指腹和食指指腹，自鼻根与内眼角间的凹陷处向鼻头方向拿捏鼻筋，一共拿捏12次。有鼻炎者，可拿捏30次。

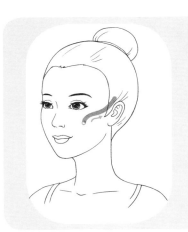

3.推颧上筋：双手食指自颧骨上缘高点内侧，开始自前向后推至发际，速度要慢，以手下阻塞感消失为准。一共推6次。

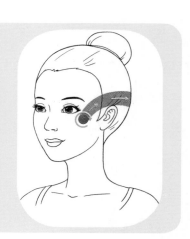

4.舒缓颧弓：双手小鱼际紧贴眼眶下颧弓，自内向外按揉 3 周，再向后推至太阳穴入发际线，止于枕骨。一共推 3 组。

按摩的频率

　　每隔一天按摩 1 次，因手法均距离眼睛较近，力度不宜过大，要柔和。

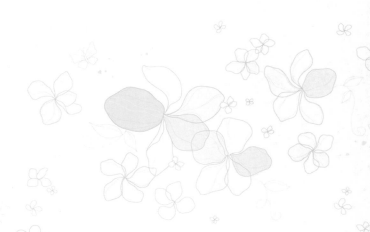

第七章 耳 鸣

——身体发出的悲鸣

本章介绍的手法可以达到以下目的：

➢ 治疗耳鸣和偏头痛
➢ 改善眼周细纹，消除眼袋
➢ 缓解颈部僵硬
➢ 改善脑部供血
➢ 提亮肤色

"嗡——"一阵蝉鸣的声音在我左耳响起，哎呀？！这是什么声音？是什么东西叫唤呢？大冬天的，不可能有蝉鸣啊！我赶紧打开电脑，在网络上搜索我的症状（虽然我当时正在学医，但由于年轻，缺乏经验，内事不决，只好求助于网络了）。突然，"耳鸣"一词猛地闪现在我的眼前！不是吧？！我年仅23岁的"幼龄"就得了这个老年病？身体虚弱得都耳鸣了？

遥想当年，"年幼"的我竟然被耳鸣吓得半夜睡不着，拼命琢磨到底是怎么回事——我怎么就耳鸣了？！两年后的我，已经对这个现象淡然了，没事就响一响，同宿舍的朋友们也都差不多，时不时响两下，全当解闷儿了。大家都知道，只要熬夜、赶论文，或者电脑用多了身体疲劳的时候都会出现，我们也太不在意，休息休息就好了。但是，今天，我想跟大家说的是：耳鸣确实是身体衰老的表现！是身体向我们发出的警告！"耳鸣症"是现代人的常见症，它可能是某个疾病的一种症状，本身也代表一种疾病。

耳鸣分两种，一种是突然发作，声音高亢尖锐，时有时无，以年轻人居多；一种是长期耳鸣，如潮水声或蝉鸣声，声音较低，40岁以后身体较弱的人常见。耳鸣通常是肾阴虚，肝火亢所致。年轻人突发耳鸣，多为肝火亢。但长时间出现耳鸣，则容易由急性耳鸣转变为慢性耳鸣，此时多为肝火亢盛日久伤及肾阴，一旦转为慢性耳鸣，就难以治疗了。此时手法按摩效果不明显，需要长期反复推揉治疗，同时内服滋阴益肾之品，才会有比较好的疗效。

耳鸣反映在经筋方面，主要为足少阳经筋阻塞，又因为经筋循行涵盖头颅颞部，所以突发耳鸣的人一般在耳鸣侧都有或轻或重的偏头痛，该侧的足少阳经筋也容易移位离股，同时面部容易下垂，而且经筋容易翻转。

所以，虽然耳鸣不是什么疑难病，但其危害却不可小视！它是身体在向我们发出警告，莫让警告变成悲鸣。朋友们，接下来请伸出双手，做好准备，让我们开始解除耳鸣的烦恼吧！

Step 1　检查自己的情况，寻找阻塞的经筋

首先要检查自己的情况。这一次，我们不用镜子看了，要用指尖和身体来感受——疼痛！是的，就是疼痛！它是人体第五大生命体征！对于这个检查点，只要感觉到了疼痛，就说明有问题。

请回答：用拇指按压同侧耳屏角前方临发际处，是否疼痛？

如果你的答案是"No"，就说明没有耳鸣，但要注意对长期耳鸣的鉴别。长期耳鸣是肝肾阴虚所致，由于阴血不足，经筋失于濡养，即使出现了局部经筋的不通畅，也无力表现明显的体征。

如果你的答案是"Yes"，首先要知道，以同样的力量按压，局部越疼、越硬，就代表此处的足少阳经筋阻塞得越严重！

Step 2 按摩相关经筋、经脉

准备工作

用手指检查耳周的筋肉情况——哪里的痛点明显，哪里有硬结节。

🖊 按摩区域、方向及次序

1. 推颞上筋：双手食指自颧骨上缘高点内侧，自前向后推至发际，速度要慢，以手下阻塞感消失为佳。一共推 6 次。

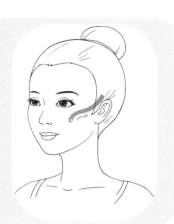

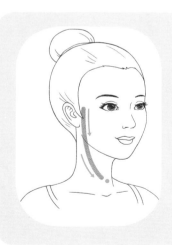

2. 推耳前筋：耳前筋在耳轮脚前直向下至下颌角后，用双手食指和中指直向下推 9 次。若有阻塞感或结节，停下按揉局部，待阻塞感消失或降低后，继续向下推。疼痛严重者可推 12 次。

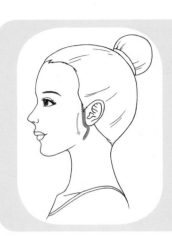

3. 推下腮筋：下腮筋位于鬓角过颊车穴前，用食指向下推6次，有阻塞感时推9次。

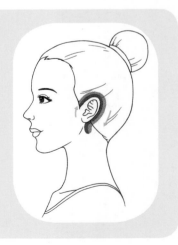

4. 推耳内筋：耳内筋位于耳郭上缘白肉处至乳突（耳后高骨）前缘，属于手太阳经筋，用双手拇指自耳轮脚前推耳内筋6次。如手下有阻塞感，则减慢推动速度，可增加至9次。

5. 推耳发筋：耳发筋位于耳郭上方，紧贴发际线上缘，属手少阳经筋。用双手拇指自耳轮脚前髭角位置推耳发筋，若手下有阻塞感，则按压局部筋节，待筋节变软后继续推筋。一共推 6 次。

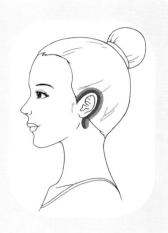

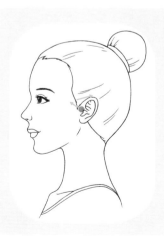

6. 推出耳筋：用拇指自耳轮脚上方，先略向前推至髭角后缘，再略向上按揉（左侧逆时针，右侧顺时针）。一共推 9 次。

7. 理顺横突：分别用双手四指放在颈椎横突两侧，自风池穴（位于枕骨之下，胸锁乳突肌与斜方肌上端之间的凹陷处）向下缓慢推至肩井穴（位于大椎穴与肩峰连线中点，肩部最高处，即乳头正上方与肩线交接处），一共推12次。这里有四条阳经经过，长期梳理，不仅可以治疗耳鸣，还能增强记忆。

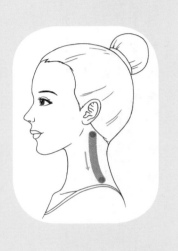

按摩频率和力度

急性耳鸣发作者，在发作期内天天做手法按摩，在缓解期可隔日做一次按摩，坚持2周即可。对于慢性耳鸣者，则建议隔日做耳部按摩，坚持3个月以上，同时应找专业的中医大夫调理身体，改善体质。

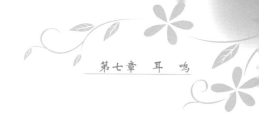

小贴士

如何应对突发耳聋

若出现暴聋、暴鸣（耳鸣突然加剧，鸣音声大调高，以致丧失听力），可用双手拇指推耳屏前和耳后与乳突间的白肉处，同时梳理通畅耳部的出耳筋和入耳筋，反复推揉，直至耳鸣音减轻停止。

第三篇　打造靓丽的明眸

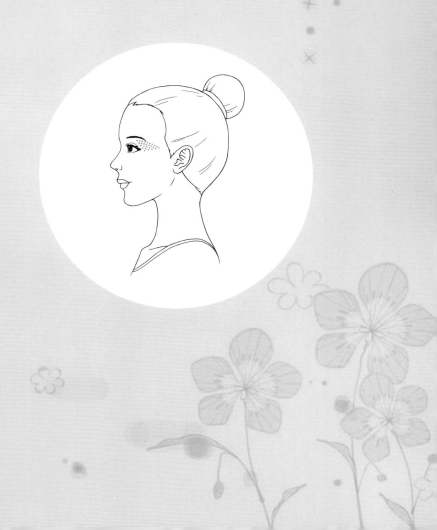

第八章　美　目

——绝色佳人出门必备之"神器"

本章介绍的手法可以达到以下目的：

➢ 消除眼周细纹，减轻眼袋
➢ 改善黑眼圈，去除眼周脂肪粒
➢ 提升眼睑，使眼睛变大
➢ 消除鱼尾纹
➢ 预防眼周生斑

　　《诗经·卫风·硕人》中有一段千古名句："手如柔荑，肤如凝脂，领如蝤（qiú）蛴（qí），齿如瓠（hù）犀，螓（qín）首蛾眉。巧笑倩兮，美目盼兮。"

　　这段诗句是用来赞美卫庄公妻子庄姜的，大意是——她纤纤手指似芦苇的新芽，她皮肤白皙似凝结的羊脂，她有蝤蛴一样的脖子，牙齿似葫芦种子一般洁白整齐。她还有秋蝉般的方额和细细的峨眉，笑起来酒窝伴着甜甜的唇，眼眸犹如冬日暖阳般柔和亲近。

　　其中，"巧笑倩兮，美目盼兮"更是对美人高度的赞美，流传千古，被无数诗人反复引用，以形容诗人心目中美丽的女神！它所形容的美丽就好比蒙娜丽莎的微笑，令人神往，魂牵梦萦！

　　姑娘们，谁不期盼"巧笑倩兮，美目盼兮"的娇容呢？！多年前，我在看电视剧《红粉女郎》时，"万人迷"那一双弯眉笑眼给我留下极深的印象，让我觉得，这眼睛还真是不需要太大，只要长得动人，即使小一点儿也漂亮妩媚。

　　"媚眼随羞合，丹唇逐笑分"，说的正是绝美的洛神，眉眼如丝含羞带媚，朱唇微启，略带笑颜。真真是美目盼兮，令人神往。所以，不是大杏核眼的美眉们，请注意！

我国古代的美人从来都不以大眼睛和双眼皮为标准的，很多美人都是丹凤眼，比如《红楼梦》里闻名遐迩的凤姐，曹雪芹形容她"一双丹凤三角眼，两弯柳叶吊梢眉"，不仅是三角眼还是单眼皮，可真不符合现代审美标准，可是，我敢说，凤姐来到现代也是美女，曹雪芹对于她外貌的描述还有："身量苗条，体格风骚，粉面含春威不露，丹唇未启笑先闻。"看！活脱脱一个美女啊！有着苗条的身量以及风骚的体态，对于她的面容只用了"粉面"一词，别的没有多说，只有前文中提到了"一双丹凤三角眼，两弯柳叶吊梢眉"，这充分说明美女面庞上最引人注目的就是那一双美目！

姑娘们，这样的一双美目，不是大眼睛、双眼皮，更不是由夸张的"美瞳"或者彩妆眼线膏装饰形成的，那是一个女人眼中透露出的光采，是上挑眼角表达的媚意，上扬的眉毛展露的风韵！眼波流转，溢彩流光！大家想想潘迎紫那个"千年老妖精"（没有贬义，只想表达我对她的无限羡慕）年过四十，还饰演了《一代女皇武则天》中十几岁的武则天和《一代公主》中十几岁的太平公主，那扮相真是娇俏，真真是个十几岁的小姑娘！这一方面益于她的娃娃脸，另一方面靠的就是这流光溢彩、顾盼生姿的美目！与她同时期的女明星，眼中的光彩早已退去，双眼浑浊，好像蒙了一层灰尘，就像贾宝玉说的那样——"如珍珠般的明眸，不知何时变成了呆板的死鱼眼，让人甚是可惜、可叹！"

这样的美目，这样的眼波，这样的风采，谁人不想要？这是化妆技术难以企及的，是身体由内而外散发出来的美！令人瞩目。回想当初，年少的你是否也是双眸含水、光彩无限？试问，难道我们就静待珍珠蒙尘？等到双眼光彩退去变成那呆板的"死鱼眼"？谁能接受这样晦暗无华的自己？相信姐妹们没有谁愿意接受这样的结果！我们可以接受自己变老，却不能接受自己变丑！那我们该怎么办？

其实，我们都可以拥有一双水汪汪的、流光溢彩的眼睛，特别是在婴幼儿时期，我们的眼睛就好像是用水包了一层薄膜，什么小眼睛、大眼睛、单眼皮、双眼皮，都不重要，因为小孩子的眼睛总是那么清澈透亮！这是为什么？这是因为小孩子体内阳气充足，上行于通畅的督脉中，直达头面，荣养脑髓，而眼睛的光彩就是体内阳气与精气汇聚而成的，肾精与肾阳越充足，眼睛越明亮。

看到这里，可能很多姑娘们会认为，随着年龄的增长，自己的肾气越来越弱，所以眼睛逐渐失去光亮是很正常的现象，这是没有办法的。事实上，还真是这个道理——伴随着人体的自然衰老，肾气越来越弱，眼睛确实越来越黯淡，直至死亡时，眼中将失去所有光芒。但是，请注意：

首先，现代人营养比较好，从理论上来说不可能过早地失去眼中的光彩。

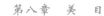

其次，这个衰老过程是可以延迟的，眼中的光彩可以更慢地退却。

最后，既然有潘迎紫这样青春常驻的先例，我们是否也可以像她一样，四十几岁时还可以眼波流转，美目盼兮？

我经过慎重的思考，决定告诉大家：保持眼睛的光彩，留住一双美目，是极有可能的事情！

现代人营养充足，以北京为例，女性平均寿命 79 岁，这说明大家的身体状况普遍比较好，肾气消耗的速度较慢。在此基础上，眼睛无神、没有光彩，与衰老的进程不匹配，这种情况本不应该发生，但如果发生了，原因是什么呢？

实际上，这都是不良生活习惯惹的祸！现代人多坐少动，不良的坐姿导致很多人或多或少地存在与年龄不相符的颈椎病、腰椎病，背部正中的督脉也不甚通畅，阳气难以荣养头面精髓，而眼睛作为直接反映气血状况的窗口，就首先受到了影响，从而逐渐失去眼中的光彩……别急，虽然颈椎病、腰椎病是难以治愈的疾病，但是如果你的情况还不严重的话（脊椎上的骨质尚未发生明显改变），那么应用以下通畅头面督脉及太阳经的手法，眼睛就会重现光辉！

另外，在之后的几章中，我还会介绍一些与美丽明眸相关的其他手法，如果能够坚持按摩，就能很大程度上延缓眼部衰老的速度，让你到 50 岁时即使不戴墨镜也能看起来好似 30 岁的美眉，这是多么令人神往啊！

之前我一直在说美丽的眼睛要流光溢彩、眼波流转，其实这只是美丽眼睛最醒目的一部分，想要拥有真正的美眸，还要从细节做起，因为细节决定成败！这是一场没有硝烟的战争！我们要想获得最终的胜利，就要从最细致的地方入手，从细微变化处改善眼周的状况。

美眸是一个整体的概念，我们要先弄清楚以下几个方面，以便改善眼睛周围的经筋状况：

◇ 少阳和阳明经筋对上下眼睑的皮肤和肌肉的影响。

◇ 足少阳经筋阻塞、离股对外眼角肌肤和筋肉的影响。

◇ 少阳和阳明经筋对颧骨的影响。

◇ 太阳经筋及督脉（目外纲、目内纲、目上纲、巅顶督脉、枕骨横筋）变化对头面外形的影响。

上下眼睑的检查要点

眼周衰老的先兆极易被我们忽略，这是因为：一方面，眼周的变化过于细微，需要仔细观察，并且与自己年轻时候的照片对比，才能看出差别；另一方面，即使看到了变化，也容易被表象欺骗，误以为是自己眼睛变大了。但若仔细观察，就会发现，眼睛虽然大了，但是却不好看了，有一种呆

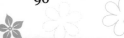

板的鱼眼睛（上下眼睑不能闭合）的感觉。人眼的睑板随着年龄的增大，会逐渐失去濡养，皮肤纤维失去弹性下垂，睑板就可能会出现外翻的问题，也就是人们常说的"年龄大了，眼睛倒变成双眼皮了"或者"年龄大了，眼睛也大了"，这种假象经常欺骗我们，令我们忽略了眼睑早期的衰老变化，甚至还暗自欣喜——有双眼皮了，眼睛还变大了呢！

对于这种情况，我们一定要定期检查上下眼睑的睑板是否出现下垂和外翻的问题。如果睑板断裂了，眼睛都无法完全闭合，这时候自己对着镜子观察都能轻易地看出来。

触

1. 闭眼，一手食指压住内眼角，另一手食指自内向外轻捋上眼睑，感受有无异物感。

2. 睁眼，一手食指压住内眼角，另一手食指自内向外轻捋下眼睑，感受有无异物感。

一般情况下，在眼周衰老的早期，可以在上下眼睑接近眼眶的外 1/3 处感受到异物感，如果让我形容这种感觉，那就是——皮下似乎有可以推动的果冻般的小颗粒。这是经筋早期阻塞有瘀滞的表现，提示眼睛已开始衰老。

视

1. 观察上眼睑的睑板是否有松懈、外翻，其表现是：眼睛变大的感觉，即眼睛略向前凸——（凸眼症），上眼眶下缘褶皱加深。

2. 观察下眼睑是否下垂，其表现是：出现眼袋下垂的现象，即近下睫毛弧度小，近下眼眶弧度大；外眼角内角增大，眼角下垂。

3. 观察眉棱筋是否突出、下垂，其表现是：眉毛上缘略高起于皮肤，眉尾高起明显，自觉眼睛外上方有累赘压迫的感觉。

4. 观察目维筋是否变厚，其表现是：眉尾、外眼眶与太阳穴之间的区域有突起，自觉睁眼时有睁不开的感觉。

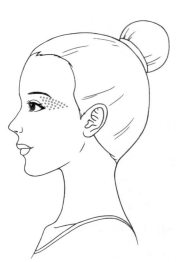

上下眼睑的理筋手法

1. 推眼睑：双手食指自眼睑中点向两边缓慢轻推（推上眼睑时闭眼，推下眼睑时睁眼），一共推12次。推至外眼角与外眼眶之间的区域时，若有异物感（这是掉下的经筋），则需要先向眼眶内推送，再推向外上方。

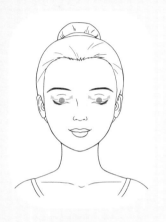

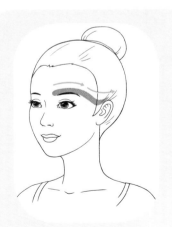

2. 推眉棱筋：双手食指弯曲，用食指内侧面自眉头推至眉尾，过太阳穴区域推至发际线后，一共推9次。

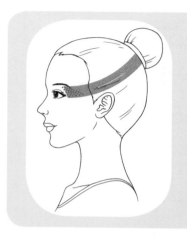

3. 推目维筋：用手中间三指抵住眉尾和外眼角之间的外眼眶，自此向外上方推过太阳穴，沿着头颅颞部，双手相交推至百会穴。一共推9次。

🖊 足少阳经筋颞部的检查要点

颞部是足少阳经筋所过之处，少阳与肝胆相关，所以肝火上亢、血压骤升的时候，这个区域的血管会"突突地"跳动。就颅内来说，这个区域的血管更容易出现问题，导致脑梗死、脑血栓、脑出血等情况。脑中风的病人往往都有面部的症状，比如：眼睛闭合不全、单侧鼻唇沟消失、嘴角下垂等。虽然，我们这本书不讨论疾病的问题，是讨论与美丽有关的问题，但其实脑中风面部病理正是面部衰老的极致表现，面部一旦出现这些现象，既预示着衰老，也必须引起警惕！

1. 出现耳上筋，有时可伴有耳鸣：耳上筋以头角至耳轮脚前为起始，止于乳突，用手指指腹按压，自觉皮肤高起的一条筋肉即耳上筋。若耳轮脚前有较其他位置更明显的高起结节，说明阻塞明显，此时多有耳鸣。哪只耳前有耳上筋，哪边就有耳鸣。

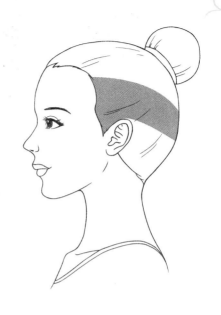

2. 乳突位置的筋肉紧张：乳突在古代医书中又称为完骨，与今天的完骨穴有关，此处前过足阳明经筋，后过足太阳经筋，正上方过足少阳经筋，是三经所过之处。当足少阳经筋有问题时，这里的肌肉呈现明显的紧张状态，从而导致眼角下垂和眉尾下垂。

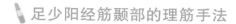

足少阳经筋颞部的理筋手法

1. 推下颞筋：推筋方向以颧骨为界，左手食指压住右侧颧骨最高点，右手食指自颧骨最高点沿着眼眶向上推动 6 次，然后沿颧骨最高点直向下至推至下颌，也推 6 次。由于眼周皮肤娇嫩，因此用力不宜过大。

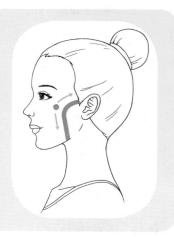

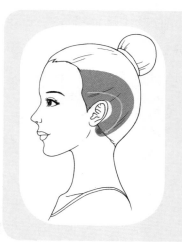

2. 推耳上筋：双手中间三指推耳上筋至乳突，一共推 9 次。若感受其中有条索状筋节，可单用拇指自前向后推动。

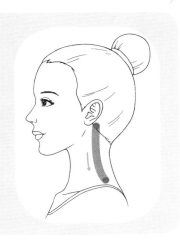

3.推开乳突：双手掌根压住乳突，直下推至肩部，一共推9次。

两侧颧骨的理筋手法

在下眼睑和颧骨之间有一个小长条，暂且称为下眼皮（如果你有眼袋，最容易观察），就是眼袋下缘和颧弓上缘间的皮肤。

用指尖轻触此处，好似婴儿的肌肤般水嫩并有极佳弹性。若发汗过度、腹泻、呕吐等导致体液大量流失，此处会较平时轻

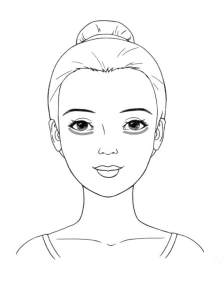

微下陷，造成眼睛较平时更大的假象，实际却是体液缺失、细胞含水量减少干瘪所致。这说明下眼皮是面部含水量最丰富的部位，这里含有丰富的胶原蛋白，而随着年龄的增长，面部水分的流失会越来越严重，此处就会萎缩、发皱、失去弹性。这里的变化表现甚微，难以观察，但是有经验的美容师单凭这里的状况，就可以猜到顾客的真实年龄。

与下眼皮有直接关系的是颧上筋和鼻唇筋。下眼皮属于阳明经目下纲（鼻唇筋涵盖的主要区域），其外 1/3 部分与颧上筋相接。当下眼皮失去弹性时，皮肤发皱紧缩，下眼睑就会被拉扯向下，特别是外 1/3 的部分！若此时上眼睑睑板断裂，上眼皮向上吊起，下眼皮向下耷拉，眼睛就会呈现变大的现象，但是看上去目光呆板，借用贾宝玉所谓的"死鱼眼"来形容，确实恰如其分！最极端的情况就是面瘫的人，眼睛无法闭合，上下眼睑分开，外 1/3 的区域露眼白。

颧骨筋肉不需要做特别的检查，这是因为其早期变化小，很难观察出来，一旦等到下眼皮下垂并耷拉的时候，也不需要检查，直接上手按摩吧！光说不练假把式，自己的脸还得靠自己救！如果你的情况特别严重，已出现类似面瘫的情况，那就需要找专业的医生治疗，但自己也可在家里多按摩经筋，促进头面部的气血畅通。

1. 推颧上筋：食指自颧弓上缘过太阳穴下缘推至鬓角后，一共推6次。如果在颧骨上缘（下眼眶处），指尖有不平滑感，则需增加推筋次数至12次。

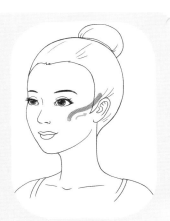

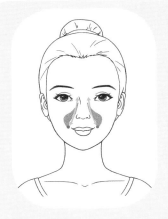

2. 推鼻唇筋：鼻唇筋与法令纹平行。双手食指自鼻根与内眼角间的凹陷处，沿向鼻翼延长线方向推至地仓穴（位于口角外侧，向上直对瞳孔）。可以上下往返推动10～20次。若指尖下有结节感，可先按压迎香穴（位于在鼻翼外缘中点旁，在鼻唇沟中）1分钟，再用上述手法推鼻唇筋。一般下眼皮发生变化，多因年龄增长，身体衰老，此时的鼻唇筋会变得缺乏弹性，这是脾胃功能减弱的表现。如果希望有质的改变，建议辅助针灸治疗，一方面可以减轻局部的壅堵，另一方面可以调节内脏功能，延缓衰老的速度。

收尾按摩手法

上述按摩手法做完后，还有两个很重要的收尾工作：一为推头皮，二为合太阳离股之缝。

1. 推头皮：双手五指张开，自眉毛沿着头部两侧向枕骨隆突推动。

2. 合太阳离股之缝：用右手中间三指在头顶中部的位置按、推、揉，感受这部位头皮的状况。健康人头皮薄，无痛点、凹陷、凸起或结节等改变；亚健康的人就会觉得头皮变厚，如果按压觉得疼，症状还算比较轻；若如按压时感觉如磐石一般且无明显疼痛感，那就是比较严重的情况了。最严重的状况是中间有一条缝隙，这就是太阳经筋与督脉相合处，本应是相互包含的，现在却彼此分离。合太阳5遍为1组，轻者做3组，重者6组。

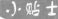

自制活血通络按摩油

推荐一款自制的按摩油以加强活血通络的作用：

檀香精油 2mL，尤加利精油 1mL，没药精油 1mL，薄荷精油 1mL，橄榄油或香油 10mL，用玻璃瓶装入以上精油，密封，混匀静置 24 小时以上。

檀香精油虽然比较贵，但行气效果非常好；尤加利加没药精油，有行气活血通经络的作用；薄荷通调阴阳、疏风清热、镇静、促渗。

第九章　眼角下垂

——"囧"就是这么来的

本章介绍的手法可以达到以下目的：

➢ 提升外眼角
➢ 消除眼袋和眼周脂肪粒
➢ 提高眉尾，改善"囧"脸
➢ 治疗偏头痛及轻度耳鸣
➢ 缓解颈部僵硬
➢ 防治黄褐斑
➢ 消除眼周细纹，提亮眼周肤色

上一章介绍讲了美丽眼眸是明亮有神的，是流光溢彩的，更是眼波盈盈的，这体现了身体健康和乐观的心态！拥有如此一双美眸的你，又怎么能允许自己出现"囧"脸呢？用这个"囧"字来表达外眼角和眉尾下垂后的表情，简直太传神了！看看图中的兔子，表情够囧吧？眉尾和眼角都向下垂着，一点都看不出当初清纯可爱的模样，只剩下郁闷、忧愁的气场，不好！不好！日子过得够郁闷的了，怎么还能出现这样一张脸呢！太不可爱了！

平时化妆的时候，大家都会使劲把外眼角的眼线向

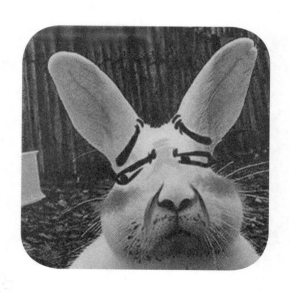

上勾，希望眼睛看上去更加妩媚动人，还可以显得年轻一些。回想一下自己小的时候，无论眼睛大还是小，是不是外眼角及其延长线都呈现一条向外上方的纹路？看看小娃娃，小眼弯弯，外眼角及延长线的纹路是指向耳尖上方的。

随着年龄的增长，由于睡眠不足、眼部浮肿、紫外线照射刺激、近视眼、散光等因素，眼周的皮肤逐渐松弛，特别是双眼皮的人，外眼角周围的皮肤更容易衰老，妩媚的双眼渐渐失去了往日的光彩，显得郁郁寡欢，甚至出现老态。所以，亲爱的姐妹们，我们要努力保持自己眼角的角度，就像爱护我们的乳房一样，与地心引力做斗争，努力！ UP ～ UP ～ UP ～

口号喊完了，我要说另一个问题了。大家如果细心观察周围的朋友，会发现，并非所有人都会随着年龄增长都会出现外眼角下垂的现象。一些年纪较大的女明星，虽然年华老去，多么厚重的妆容都已无法遮掩面部的衰老了，但她们大多数人都保

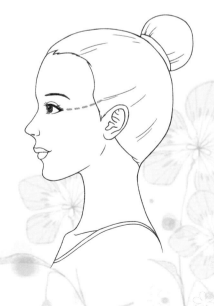

持着眼角的上扬，也因此显得比同龄人显得更加年轻美丽。而普通人三四十岁时眼角已经开始向下耷拉，眼睛看起来也变小了，失去了神采。原因何在？一方面是某些女明星通过美容手术提升了面部曲线，另一方面是她们更在意自己的脸，每天都会对面部专门进行美容保养。

你可能会想：我又不是明星，没有那么多钱做美容手术，也不可能每天"烧钱"做美容保养，再说也没那么多时间和精力来做这些事儿。别急！其实只要我们稍微努力一点儿，就能收获比女明星们更好的效果。别诧异，你没有看错这句话，我们只要能做个稍微勤快点的"懒女人"，就能有比她们更好的美容效果，因为我们拥有比她们更健康的生活方式。我们不会因没日没夜地赶戏而缺乏睡眠，也不会如空中飞人一般15天跑遍祖国大江南北20个城市，更也不会因为那些莫名的"潜规则"来折磨自己的身心。所以，相对而言，我们的肾气消耗得更少。就同年龄的人而言，肾气越充足，头面的经络越通畅，就会显得越年轻。比如，年纪相仿的两个人，身体状况也差不多，但有偏头痛的人就会更容易显得衰老，因为偏头痛就是局部经筋、经络不通畅的表现。

女明星们密切关注自己的面部，每天坚持做各种面部美容护理，使得头面气血通畅，即使身体条件一般，面部线条却依旧可以保持完美状态。那么，我们拥有更好的生活条件，只要再加上一点儿努力，疏通面部的经络和经筋，还愁没有美丽的面部曲线吗？而维持面部曲线最重要的因素之一就是外眼角！青春的神采、妩媚的眼神、动人的眼波，就在那一颦一笑间自然展现，所以美丽的眼眸正是美女的决胜点！

那么，具体到我们的脸上，出现眼角下垂的原因到底是什么呢？

首先，这与经筋的阻塞有关，大多因为足少阳经筋离股、巅上筋出了问题；其次，女性多有肝阴虚的问题，血气不足，不能充养眼周经筋，而男性则大多因肾气不足，外眼角周围经筋松懈。

Step 1　检查自己的情况

首先，还是准备一面镜子，摆在面前，将头发梳至脑后，不做任何表情，观察眼周。重点观察眼睛的后 1/3 处，检查皮肤纹路的深浅及走向。观察 1 分钟后，请回答以下问题：

A. 不做表情时，眼睛周围是否有明显细纹？

B. 不做表情时，单侧或双侧外眼角皮肤的纹路是否指向耳尖上方颞部？

C. 不做表情时，两侧外眼角是否在同一水平线上？

D. 微笑或者眯眼时，两侧眼袋是否不对称？

E. 不做表情时，外眼角是否出现单侧下垂的现象？

F. 不做表情时，两侧外眼角是否下垂？即外眼角皮肤纹路的延长线低于耳屏上切迹？

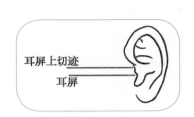

如果你的问题 A 答案是"No"，这简直太令人惊喜了，说明你的皮肤仍然保持在 25 岁以前的状态，胶原蛋白充足，几乎没有受到任何损害，同时说明你脏腑气血充盛。

如果你的问题 A、B 答案都是"Yes"，那么就要注意了，这说明单侧或者双侧颞部的足少阳经筋出现离股或阻塞，事实上无论什么年龄段的成人，单侧外眼角下垂的案例都比较常见。

如果你的问题 A ～ D 答案都是"Yes"，这说明你的单侧外眼角开始轻微下垂，在情况变得严重之前应及时治疗。

如果你的问题 A ～ E 答案都是"Yes"，说明你的单侧外眼角下垂明显，此时下垂侧颞部时常会伴发偏头痛、耳鸣等症状，应及时治疗，否则会变成顽症。

如果你以上 6 个问题的答案都是"Yes"，那我只好遗憾地"恭喜"你拥有了传说中的明星脸——"囧"脸！嘿嘿，原谅我，没有讽刺的意思，能跟囧兔子、姚大明、李 rain 春一样有这种"囧"脸，也挺具有娱乐精神的，没准就红了……不过，如果年纪轻轻就出现这种情况，往往说明是肾精不足、髓海失养，面部经筋过早松弛、懈怠，离开了原来的位置，这不仅仅是眼角下垂的问题，还说明人体脏腑功能失调，失去了濡养。对于这种情况，以下介绍的手法可能效果不明显，即使眼角下垂的情况得到了明显改善，也会在不久之后再次松懈、下垂。如果你碰巧遇到类似的情况，而且年龄还未超过 35 岁，请好好审视自己，是否有以下问题：

头晕耳鸣、易疲劳、腰膝酸软、性功能下降

→

（程度逐渐加重）

一定要重视自己的早期症状，尽快找中医大夫调理身体，在"已病"之前预防，或者减轻"已病"的发病程度。

Step 2　寻找阻塞的经筋

　　导致眼角下垂的因素有很多，如先天肾精不足、后天元精亏耗和高血压、外伤、疲劳、压力过大等。就其症状来说，与之相关的经筋主要为少阳经筋，包括目外纲（眼角和发际之间，包含太阳穴的区域）和头颅两侧的颞部。如果用指腹按揉这些地方，经常感觉到一条索状的改变或者明显的结节，若用力按揉结节，会自觉酸痛，严重者可感觉刺痛。这说明局部的气血瘀滞，经筋内血行不畅、经气不通。

Step 3　按摩相关经筋、经脉

　　前文已提到眼角下垂多与少阳经筋的阻塞、离股有关，故在按摩的时候，应选取具有活血化瘀行气功效的按摩油或者按摩乳，最好是含有红花、薄荷等成分，以达到活血化瘀、行气醒脑的作用。

按摩区域、方向及次序

1.横推巅筋：巅筋始于耳前鬓角处，斜向后上方，直达百会穴（位于两耳尖上方连线的中点）后方约1寸（约3厘米）处。一旦出现眼角下垂的现象，此侧的颞部巅上筋必然因经气的壅堵而离股胀起，这时用手法疏通经筋便可

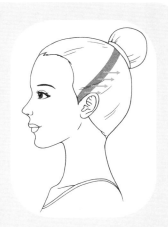

达到提升眼角的目的。用双手掌根自头角至鬓角间发际处，沿水平方向往后正中线横向推巅上筋，着力点在巅上筋处。若手下有条索状或疙疙瘩瘩的感觉，则横推9次；若感觉条索状明显，则推12次。

2. 顺巅筋：双手拇指自耳前鬓角处斜向后，推至百会穴后方约 1 寸处，一共推 9 次。

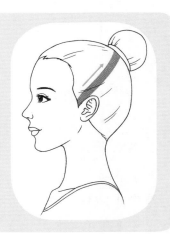

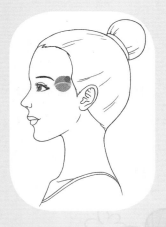

3. 推太阳穴：用掌根自外眼眶向后方推太阳穴，过鬓角推至耳前，注意是否有结节状的不平滑感，要推至平顺方有效果。注意：在外眼眶后方约 1 寸的位置（未入发际），多数人都会有结节，且按揉时会有非常明显的酸胀痛感，这是太阳穴反应点。一共推太阳穴 6 次。若感觉指尖下较僵硬，且疼痛剧烈，可减轻力度，增加推揉的次数至 12 次。

4. 推颧上筋：用食指自颧骨上缘过太阳穴下缘推至鬓角后，一共推6次。如在颧骨上缘（下眼眶）处感觉指尖有不平滑感，则增加推筋次数至12次。

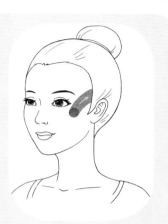

5. 推下颧筋：以左侧脸为例，正对镜子，面部向右侧转30°～40°，右手食指压住颧骨最高点外侧（微向内侧扣），左手拇指自颧骨外侧缘推至下颌角；反之，亦然。如今熬夜的人较多，此筋离股、阻塞的现象频发，所以推的时候要尽量慢一些，将阻塞之处推散才能通畅经气。

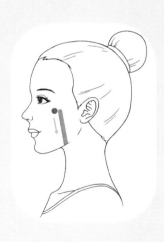

6.推耳上筋：以头角至耳轮脚前为起始处，用掌根推至乳突。一共推9次。需要特别注意的是：严重者在推动耳上筋时，会听到耳中有噪音，仿佛出现耳鸣，但这并不是耳鸣，只是在推动经筋后，血管壁受到的挤压减轻后

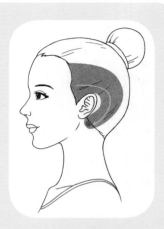

血流速度突然加快，从而导致杂音，好像"呜呜呜"的噪音。此时要单独用拇指推耳上发际线处，自耳前鬓角处推至乳突前发际处，一共推6次。

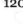

7.推足太阳筋：以左侧为例，右手食指压住左侧外眼角延长线与外眼眶的交点，用左手拇指自眼眶外缘向上过眉尾推至头维穴。一共推9次。

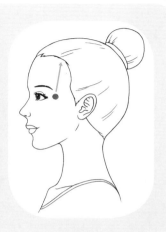

8.推枕骨横筋：双手拇指自乳突（耳后高骨）沿着枕骨隆突横向推揉6次。

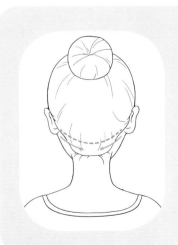

按摩力度及次数

有些眼角下垂较久的人，在头颅颞部已产生顽固的结节，推经筋时不要一味地用力，应减轻力度，先散开瘀滞日久的阻塞之气，再沿经筋方向捋顺经筋，使经筋归位，才能解决根源问题，使眼角恢复到原有位置。若一味地加大力度按揉，虽然血管受刺激后血流速度加加，脑供血丰富，从而变得头清目明，但是不能持久，这样是治标不治本，疼了也白疼！

总而言之，眼角下垂预示着内脏功能的减弱和阴血亏虚。一旦出现这种现象，要注意检查自己的生理健康、情绪状况以及生活状态，其中必然存在某些消耗阴血、损伤肾精之处。人在年轻的时候出现这种问题，只在面部产生轻微变化，随着年龄的增长会衍生出很多其他问题，如脱发、头晕、耳鸣、腰膝酸软，男性阳痿不育、女性宫寒不孕，以及与肾脏相关的疾病等。

需要特别提醒大家注意的是，当眼睑部位下垂，眼睛因眼球露出的面积增多而显得变大时，如果只是因为突然的出汗、呕吐、腹泻造成阴液损伤严重，那么随着疾病的痊愈，身体也会逐渐恢复，眼睛也会恢复原样，不必过于担心！但如果排除以上因素后，30 ～ 35 岁的人下眼睑外1/3 处就开始下垂，这就表示身体阴血、阴精开始明显流失，随着时间的推移，人体就会加快衰老了！这个征象，大家要牢记，一旦出现，要好好调节身体，延缓衰老的步伐，留住青春的"小尾巴"！

改善眉尾下垂的八字眉

八字眉，实际上是古代女性的一种常见眉式，据说起源于汉武帝时期，因汉武帝的双眉形似"八"字而得名。后来风流天子唐玄宗李隆基将其发扬光大，明代杨慎《丹铅续录·十眉图》中有这样一段记载："唐明皇令画工画十眉图。一曰鸳鸯眉，又名八字眉；二曰小山眉，又名远山眉；三曰五岳眉；四曰三峰眉；五曰垂珠眉；六曰月棱眉，又名却月眉；七曰分梢眉；八曰还烟眉，又名涵烟眉；九曰横云眉，又名横烟眉；十曰倒晕眉。"

不过，古代人心目中的大爱"八字鸳鸯眉"，却不讨咱们现代人的喜爱。其实这是一种误解，古人所好的八字眉是画出来的，眉尖上翘，眉梢下撇，眉尖细而浓，眉梢广而淡。现代审美标准认为，标准眉形的弧度通常要比上眼皮弧度略上扬，眉头位于内眼角正上方。两眉头间距约等于一只眼睛的长度。眉峰位于眉梢到眉头距离的外 1/3 处，眉梢末端和眉头大致在一条水平线上，眉峰则为眉弧的最高点。古人钟爱的眉头广而阔，眉梢散淡，眉形向下以表现女子的温顺与宽容。现代人则更偏爱女子眉形上扬，眉峰明显，眉梢聚而清晰，以体现现代女性的独立、干练与自信。

时下所指的"八字眉"眉形走向朝外和向下，眉头高而眉尾低，稍向下斜，给人以温柔感，但过分向下斜，则会显得愁眉苦脸。就和眼角下垂里面的那只囧兔子一样，耷拉着眉眼，一脸的丧气样儿！我曾在某本书看过一句话——"眉毛就好像一幅画的画框，可以衬托出眼睛的秀美。完美的眉毛是跳动的音符，演奏出人面部表情的喜怒哀乐，不完美的眉毛让人感觉你总缺少了一个表情，或是喜或是乐。"

如果单纯是眉形不好看，还可以通过修眉和眉笔修饰，但如果是眉棱筋掉了，即使把眉毛剃掉，用眉笔画上新的眉毛，也不会有眉毛上扬的感觉。因为眉棱筋一旦掉下来，眉尾向下耷拉，眼角、眉梢、额头、耳前、颞部等区域的筋肉都会发生改变，眼周的肌肉、脸部的轮廓也就随之而走形。

从经筋来看，眉尾下垂是足太阳、足少阳经筋离股所致，在体则为肾阳虚，所以男性眉尾下垂的较少。而女性眉尾下垂的情况却比较常见，因为女子属阴，天生阳气较弱，肾阳不足为常态。因此，当肾阳虚弱到某种程度时，就会出现精神变差，眉尾下垂，整个人呈现愁苦虚弱的样子。

我并不是建议大家都要眉形上扬或者眉峰清晰，体现干练的一面，因为每个人的气质不同、脸型不同，不同的人适合不同类型的眉形，不必一味苛求眉毛的纤细或高挑，重点在于眉形和脸庞的协调性。作为现代女性，我们可以娇媚、柔顺，可以干练、精明，但是坚决不要愁苦！也许有人会说，林黛玉不就是愁美人吗？难道我就不能吗？可人家是"两弯似蹙非蹙罥烟眉，一双似喜非喜含情目"，好似挂在空中的一缕轻烟，缥缈而幽怨，"颦颦似黛"不能尽诉。那气质、那神情、那风韵，此人只应书中有，若来人间吓死人！我等凡夫俗子，还是不要轻易挑战的好！

眼尾是否下垂，这个比较好判断。将头发梳至脑后，不做任何表情，观察眉形走向，有两个重要的观察点：

A.眉峰高于眉头，眉尾略低于眉头，眉毛上缘略高起。

B.眉峰与眉头在同一水平线，眉尾下垂，上眼睑外较深。

情况 A：眉尾下垂程度较轻，眉棱筋可能略浮起但尚未离股，这是形成现代"八字眉"的前期状态，如不治疗会向下一阶段发展。

情况 B：眉棱筋已经离股下垂，压迫了上眼睑，在眼球外上方 1/3 形成褶皱，眼部轮廓已经改变。

按摩经筋时，要注意区别这两种情况。

对于症状较轻的情况 A，只需推目上纲：

1. 双手中指、食指压住眉头按揉 12 次，然后自眉头向上入发际，过神庭穴，至百会穴，按揉 12 次，再推至枕骨，如图中深灰色路线所示。一共推 3～6 次。

2. 双手中指、食指压住眉尾斜着向外上方过头维穴走颞部，继续推至枕骨，力度要稍大，速度要慢，如图中浅灰色路线所示。一共推 9 次。

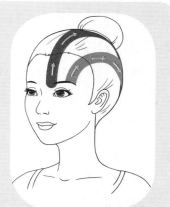

对于症状较重的情况 B，则需在推目上纲的基础之上，加上治疗抬头纹的手法中推眉毛、推眉棱筋、推督脉的手法，一共推 10 次，而且要每日坚持，就会见到明显的效果。

此外，提醒大家一点：女性先天肾阳不足，体质又属阴偏寒。所以，年轻的姑娘们在寒冷的冬季千万要注意保暖。寒气积累到一定程度时，脾肾也会出现阳虚的问题，身体就会快速衰老，这时吃什么都补不回来，也留不住飞逝的青春美丽了。

第十章　近视眼

——所有父母的忧愁

本章介绍的手法可以达到以下目的：

➢ 防治近视眼

➢ 预防"金鱼眼"

➢ 提亮双眸，改善眼周肌肤

➢ 消除眼部疲劳

➢ 解决因长期佩戴眼镜而导致的

　面部变形，恢复面部美丽曲线

我还清楚地记得，上初中的时候班里已经没有几个同学不戴眼镜了，印象中好像只有我的视力是 1.5，另外有三四个同学的视力是 1.0，其他人的视力则大都为 0.4～0.8，几乎都戴着眼镜。那时候，我看着同学们都戴着各式各样的眼镜，心中简直充满了无限向往，时不时地还跟某个同学借来眼镜试一试，过过干瘾。戴眼镜的人总羡慕我用不戴眼镜，我却总羡慕他们可以戴各种漂亮的眼镜。时至今日，我的视力依旧是传说中的 1.5！直到近几年我才知道有平光镜这个东西，最近刚给自己配了一个防辐射的平光镜，这才圆了自己儿时的梦想。

大家有没有想过，为什么有这么多人是近视眼呢？难道近视眼是常态，而我却天赋异禀？ Absolutely not（绝对不是）！真不是我有啥过人之处，如果真要找原因，那就是我从小不爱洗头，每次洗头都要亲娘亲自上阵，给我连抓带揉的在脑袋上折腾好久；后来长大了自己洗，也喜欢在头上乱揉一通，总觉得揉完了之后会比较舒服，脑子好像都清醒了很多！

认识黄老师之后，我才知道，就是这一通乱揉拯救了我的眼睛，让我今天依旧拥有傲人的视力。也是认识黄老师之后，我才知道，那些近视的兄弟姐妹们，除了 1000 度以上的高度近视者，都不应该是近视眼。他们大都是青少年时期，因各色原因导致头上的经筋阻塞，又没有及时疏通，足太阳、督脉、足少阳经筋逐渐都阻塞了，所以视力才会下降。有些因为某种原因，经筋又通畅了，视力就会恢复，这种情况被眼科医生称为"假性近视"。大多数都是通了又堵、堵了又通，最后干脆就彻底堵上了，形成了"真性近视"。人们近视之后，就得戴眼镜（虽然我很喜欢眼镜，但是戴上之后，鼻梁、眼睛都很不舒服）或者隐形眼镜。眼镜戴好了固然漂亮，可近视带来的麻烦也确实很多，其中最严重的就是因为长期的屈光不正而导致的"金鱼眼"！《红楼梦》中，贾宝玉有句让所有女人又爱又恨的经典名言——"女孩儿未出嫁，是颗无价之宝珠；出了嫁，不知怎么就变出许多不好的毛病来，虽是颗珠子，却没有光彩宝色，是颗死珠了；再老了，更变的不是珠子，竟是鱼眼睛了。"听听！太犀利了！对"鱼眼睛"，我们坚决得抵制！豁上老命，舍了这把老骨头，也要将其消灭在萌芽状态！

　　嘿嘿～来句广告语——您嘞，碰上我算是有救了！无论你是多少度近视（弱视和失明人员除外，我没治疗过，临床疗效尚不能确定），这个手法都会有效，不过效果因人而异。总的，眼镜度数浅的、病程短的人，见效快；度数高、病程长的，见效慢；认真做手法的见效快，三天打鱼两天晒网的基本没效，也就能有点儿明目的作用。

　　首先，中医理论认为，青少年假性近视和成人 500 度以内的近视都不是真正的近视眼，均为头部经筋瘀阻、离股所致。早期视力下降时，最常见的是眉棱筋浮出，之后足太阳经筋的目上纲出现，然后足少阳、足太阳经筋的内外纲相继出现，最后少阳目维筋或颧上筋开始瘀阻变硬，少阳耳上筋可触到明显僵硬的区域（轻者是结节，重者为一条沿耳郭的硬带）。此外，过度劳累时可出现鼻翼筋，此时按揉鼻翼筋会发酸。这些经筋为什么会阻塞、离股呢？它们本来好好地待在自己的位置，导致这些问题的原因是什么呢？这里我先不说明原因，之后会详细为大家解释。

　　黄老师曾说："以前招飞行员得裸视 1.0 以上，现在大家都戴眼镜，部队招飞行员时面对这种情况也没办法，只好将条件改成矫正视力（戴眼镜后的视力）0.8 以上，现在的孩子都怎么了？王文全老爷子 80 多岁了，这辈子都没近视，现在也没有老花眼。怎么反而今天的小孩子和年轻人都近视、散光啊？荣丫头，你说，是不是应该把这个保护视力、预防近视的方法整理整理啊？不然，以后孩子们从小就近视，年头长了都变成'金鱼眼'，妈妈们得多着急啊！"确实，我曾见过不少母亲为自己孩子的视力着急，花了不少钱治疗，却没有效果，白花钱不说还让孩子遭罪。王文全老爷子、黄梓峰老师都希望有更多的人知道保护视力的方法，所以我在这本美容书中特意增加了这部分内容。下面介绍的治疗方法，总结了黄梓峰老师和王文全老爷子多年来治疗近视眼的宝贵经验，希望有更多的人学会，并将此法传播开来，帮助更多的近视眼患者。但是，请注意！各位读者朋友，因为你们的手法水平远不及黄、王二位老师，故大多数人学会后仅能达到明目和降低度数的作用。但是，如果家里有 12 岁以下的孩子，请务必坚持给孩子按此法通畅头部经筋，可以有效预防近视和治疗假性近视。

好了，闲言碎语不多讲，就让我们来看看如何拯救眼睛和恢复美丽的面部线条吧！

Step 1　检查自己的情况

老规矩，第一步还是要检查自己的情况。拿出一面镜子，摆在面前，将头发梳至脑后，亮出额头，不做任何表情，仔细观察。观察重点在额头和眼周部位，观察 1 分钟后，请回答下列问题：

A. 不做表情，面对镜子，脸向左或向右旋转 45°，眉毛上缘（注意：并非上眼眶）是否隆起？

B. 不做表情，侧面观察，脸斜向左侧（或右侧）45°，眉毛与前额发际线之间的部位是否隆起？

C. 不做表情，右手食指自右侧眉头直向上推向发际线（对侧检查方法相同），是否感受有一条细缝或略高于周围皮肤组织？

D. 不做表情，右手食指自右侧眉尾向头维穴方向推动（对侧检查方法相同），是否感受到一条细缝或略高于周围皮肤组织？

E. 不做表情，观察下眼眶、外眼眶、太阳穴区域皮肤是否颜色变暗；用右手食指自右侧下眼眶内缘，沿着眼眶推至外眼眶，再沿着颧弓上缘推入发际（对侧检查方法相同），是否感觉有结节或酸痛点？

F. 用双手拇指分别按压耳上头颅颞部，是否感觉有结节、条索等改变？

上述各种情况中，问题 A 最常见，即使没有近视眼的人，熬夜或者用眼过度的时候就会产生这种现象，这是眼睛疲劳、阴液不足的表现。

问题 F 一般最晚发生，一旦出现也就意味着内脏系统的功能失调，它往往代表肝肾阴虚、肝火上亢、经筋失养、气血不畅。

不是非得先有问题 A 才能有问题 B，生活中往往是等自己发现的时候 A ～ F 的 6 种问题均已出现。所以，我在此尽量详细描绘，帮助大家检查自己的情况，以保持眼周经筋的通畅，减缓视力的下降。

另外，戴眼镜的朋友都有一个共同的习惯，那就是疲劳的时候喜欢按揉一下鼻翼两旁的位置，会觉得比较酸胀，揉完后会觉得舒缓多了。实际上，这里对应的正是鼻翼筋，按揉鼻翼筋对眼睛有保护作用，下面我会告诉大家如何正确按摩鼻翼筋。

Step 2 寻找阻塞的经筋

首先，我们先看看以上问题与经筋对应关系：

问题	A	B	C	D	E	F
经筋	眉棱筋	目上纲	目内纲	目外纲	目维筋 颧上筋	耳上筋

依序出现
逐渐加重 ⟶

头面部局部的病理改变，对应着经筋的改变。

上述 6 个问题对应着 7 条经筋。问题 A、B、C 分属足少阳经筋，问题 D、E、F 分属足太阳经筋。内脏系统中，少阳经筋对应肝、胆，太阳经筋对应肾、膀胱，这两条经筋在头部表现出比较大的问题时，说明相应内脏的功能失调。肾阴亏耗，肝血不足，阴液不足，会导致肾火内生、肝火上亢。肝开窍于目，眼睛是最先反映出问题的地方。本书介绍鱼尾纹的按摩手法时，曾提到过一种滋补阴液的食疗方，此方大补阴液，且不易上火或化湿伤身，在此也可食用。如今，疲劳、压力、熬夜等消耗肝肾之阴的各种因素困扰着很多人，基本上人人都浮现出了耳上筋。比如，我自己就浮出了这条筋，虽然没有近视眼，但是熬夜、长时间对着电脑和书籍，以及来自于社会、家庭的压力，这些因素都在损伤着我的阴液。当然，我同大家一样，不可能脱离社会，独自悠然地享受生活。我们都被各种各样的社会关系所牵扯，在这种情况下，我能做的就是调整自己的身心状态，时不时地检查自己哪里有问题了，赶紧纠正，将一切疾病扼杀在萌芽状态！

Step 3　按摩相关经筋、经脉

准备工作

摆好一面镜子，检查 Step 1 中提到的区域，确定有问题的经筋。检查后发现问题较轻，就用普通按摩油或按摩乳；如果有比较硬的结节或条索，建议使用含有红花等活血化瘀功效的按摩油或按摩乳。

🖌 按摩区域、方向与次序

1. 按揉阳白穴：用双手掌根按揉阳白穴，以自觉酸痛感为宜，右手顺时针、左手逆时针方向按揉，一共按揉16圈；之后掌根自阳白穴横推入发际线，一共推9次。

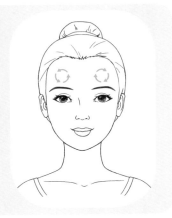

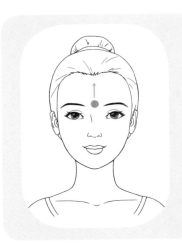

2. 纵推印堂：用右手掌根自印堂穴推至神庭穴，一共推9次。

3.横推前额：用两手小鱼际或者掌根，自正中督脉向两侧发际线水平横推 16 次，途中经过太阳穴上缘，若有酸胀痛感，停下略按揉颞部太阳穴上缘的区域，以使经气通畅运行。

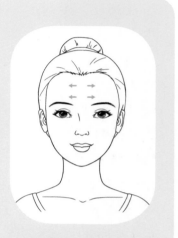

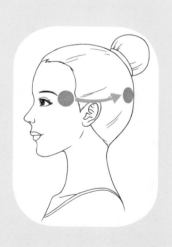

4.推太阳穴：用双手小鱼际自外眼眶推至发际线后，直至枕骨，一共推 16 次。

5. 推眉棱筋：两手食指弯曲，用食指内侧面自眉头捋至眉尾，过太阳穴区域延伸至发迹后，一共推 16 次。

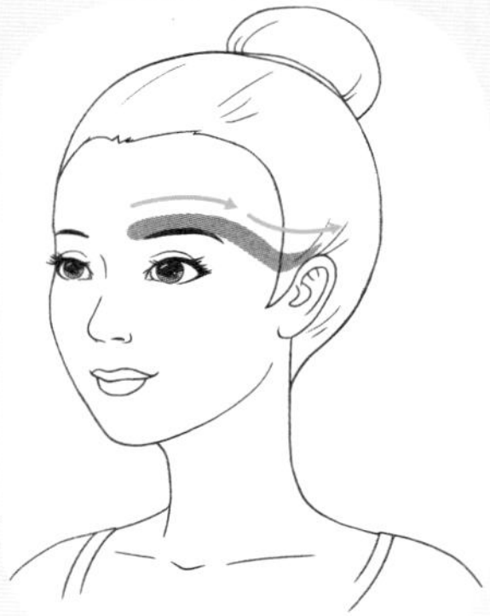

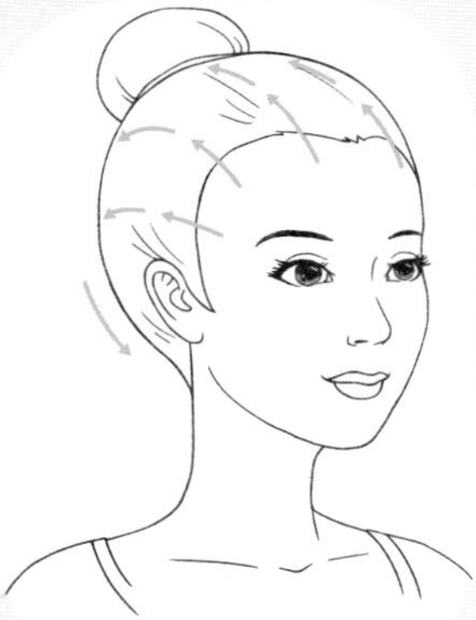

6. 推头皮：用双手四指（除拇指外），自前发际推至百会穴，一共推 32 次。

7.纵推颈部四经筋（足少阳经筋＋手三阳经筋）：头向右侧偏转30°～45°，用右手中间三指推对侧颈部，自下颌角纵推至锁骨上窝（颈椎横突在体表的投影区，覆盖胸锁乳突肌）。一共推16次（推对侧的方法相同）。

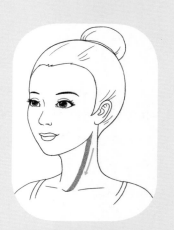

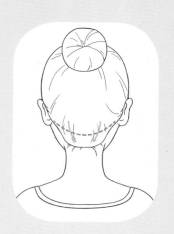

8.纵推枕骨横筋：双手拇指自下至上、自外向内纵推枕骨横筋，即纵向将枕骨粗隆，推完1遍横筋算1次。一共推16次。

上述 8 种手法合在一起，称为"眼八法"。一旦掌握后，灵活运用，可以治疗各类眼科疾病，特别是对于青少年的视力下降有着令人惊喜的效果！

补充说明一点：先天的弱视或遗传性高度近视患者，均是头面部经筋先天有问题，采用自我按摩方法的疗效尚不明确。

小贴士

近视眼的相关知识

在此部分参考人民卫生出版社出版的《外科学》和《眼科学》，来给大家普及一下近视眼的知识。

1. 何谓近视眼

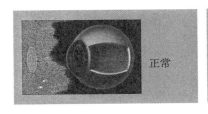 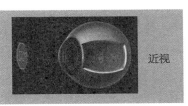

正常　　　近视

眼在调节松弛状态下，来自 5 米以外的平行光线经过眼的调节系统屈折后，不能聚焦在视网膜上，而是在视网膜前面形成焦点，在视网膜上形成一个弥散环，所以看远处目标模糊不清，故称近视眼。可用凹透镜矫正。

2.近视眼的分类

（1）按照近视的程度分类

轻度近视：-3.0D 以内者。

中度近视：-3.0D 到 -6.0D 者。

中度近视：-6.0D 以上者。

（2）按照屈光成分分类

弯曲度性近视：由角膜或晶状体表面弯曲度过强所致。

指数性近视：由屈光介质的屈光指数过高所致。

轴性近视：由眼球前后轴过度发展所致。

还有因晶状体向前移位所引起的近视眼，比较少见。

（3）按照病程进展和病理变化分类

单纯性近视：眼球的发展从小到大，在 3 岁时为快相期，即由生后的轴长 18mm 发育到 23mm。此后呈发育的慢相期，直到 24mm。到青春期发展变慢，20 岁以后基本稳定。大多数近视眼的度数在 6.0D 以内，用适当的镜片可将视力矫正至正常。

病理性近视：20 岁以后眼球仍在发展，并有病理性变化者，称为进行性或病理性近视。特别是眼部组织合并发生一系列的病理性变化。早期变化，可能是原因不明的视力下降、视网膜中央反光下降、玻璃体的轻度变性，以及眼部的刺激症状，偶尔合并主官症状等。

（4）按照是否由于动态屈光（调节的作用）参与分类

假性近视：用阿托品散瞳后检查，近视度数消失，呈现为正视或远视。

真性近视：用阿托品散瞳后检查，近视度数未降低，或降低度数小于 0.5D。

混合性近视：用阿托品散瞳后检查，近视屈光度明显降低，但未恢复至正常。

第四篇　展露甜美笑容

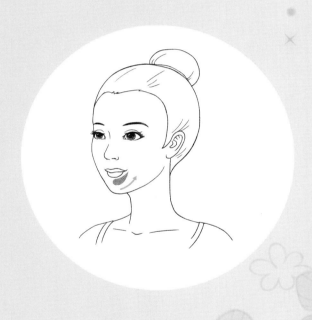

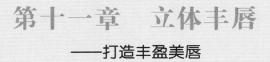

第十一章　立体丰唇

——打造丰盈美唇

本章介绍的手法可以达到以下目的：
- ➢ 使双唇丰满，嘴角上翘
- ➢ 消除口周细纹，令肌肤紧致
- ➢ 塑造清晰的红唇边缘
- ➢ 打造甜蜜笑容

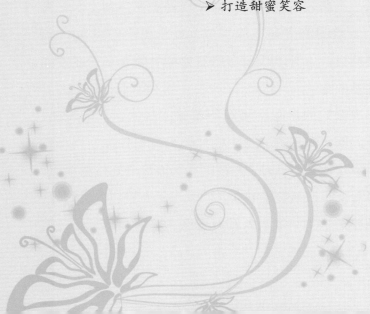

　　崇尚樱桃小口的时代已经过去了，如今当红的是大嘴美女茱莉亚·罗伯茨，还有性感丰唇美女安吉丽娜·朱莉！无论你的嘴唇大、小，或者厚、薄，都可以是美丽的红唇。因为颜色可以通过各式唇彩来调整，还可以使用各种化妆技巧让唇形变得立体、丰满。但是，尽管使用了高档的化妆品，掌握了高超的化妆技巧，你依旧会发现有些人的嘴唇更漂亮，有些人则看上去美感不足，总有些别扭和欠缺。

　　美唇的标准应该是：从下面看，上唇较下唇稍薄而微微翘起，两端嘴角向上，上唇呈弓形，红唇边缘整齐清晰；从侧面看，上唇较下唇略松且薄，轻轻盖在下唇上，并微微突出；上唇的高度与鼻深相似，并与鼻小柱呈90°夹角。所谓樱桃口，并不仅仅指唇形如樱桃般小巧，还要如嘴含樱桃般丰挺。

　　口唇周围均为足阳明经筋所覆盖，具体包括前咬筋、颧上筋、哭筋、笑筋等。足阳明经筋与胃腑相关，当胃气不足、阳明经经气不足时，对应的经筋就会开始松懈离位。时下以瘦为美，各年龄段的女人们都在尽力管住自己的嘴，加之不规律的饮食，很多人都有胃病，可以说肠胃已提前衰老了。所以，嘴周的筋肉极易衰老、松懈、移位。还没到三十岁，丰满的小嘴却日渐干瘪走样，总以为是补水不够，但再怎么狂补水，都难以留住往日的光辉。

下面将要介绍的经筋按摩手法，适用于各年龄段人群。只要每日坚持手法按摩，你会发现唇形变得丰满挺立，还可以达到滋润嘴唇、改善色泽的目的。

准备工作

准备好一面镜子，摆在面前。先在口周抹上含有雪莲粉的按摩油，以便滋养口周浅薄的经筋。

口周局部按摩

这种按摩手法适用于所有人群，每日按摩有滋养唇部、预防经筋离股的作用。按摩口周时，以口角轴为中心，内侧是唇筋、哭筋、鼻唇筋、目下纲，外侧是笑筋，下侧为上唇筋。

1. 推唇筋与哭筋：唇筋夹着口唇，即沿口唇外缘的一周。哭筋位于下唇的下方，在承浆穴到地仓穴的连线上。由于下唇筋与哭筋部分重叠，因此推哭筋的时候二者可同时用手法理顺。

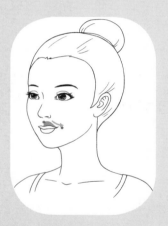

（1）推上唇筋：分别用双手食指先按揉鼻孔前缘，待感觉柔软后，用双手拇指分别自人中穴推至地仓穴。一共推6次。

（2）顺哭筋：用双手食指分别自承浆穴推至对应的地仓穴。一共推12次。

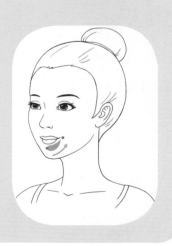

（3）翻哭筋：以左侧为例，右手食指压在承浆穴（位于颏唇沟的正中凹陷处）上，左手食指推哭筋到极至的位置，并向后翻。若翻一次后即感觉手下无翻筋感，即可停止；若有翻筋感觉，可翻哭筋 3 次。请注意：这是牵引的手法，目的是将经

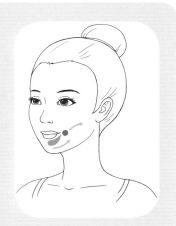

筋的位置归正，即使没有发生哭筋错位，也不用担心因力量过大或方向错误而造成经筋错位。

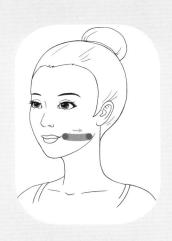

2. 推笑筋：以左侧为例，右手食指压住右侧嘴角，左手食指沿着左侧笑筋推至颊车穴（在下颌角前上方约一横指处，按之凹陷，即咀嚼时咬肌隆起的最高点），指下有推动物体移动的感觉，速度要慢。一共推 3 ～ 6 次，以指下推动感消失为佳。

3.推鼻唇筋：双手食指自鼻根与内眼角间的凹陷处，向鼻翼延长线方向推至地仓穴（位于口角外侧，向上直对瞳孔），上下来回推动20次。若感觉面筋肌肉弹性降低，有僵硬感，可先用食指按压瞳孔直下方的延长线与面筋交点2分钟，再按照上述方法推筋。

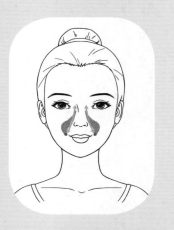

小贴士

　　面部的诸多肌肉环绕口角，并向口角旁的一点汇聚、互相交织，最后形成一个致密、可活动的纤维肌性团块，即"口角轴"，是指肌肉以轴为中心放射状排列成类似轮轴的样子，但这些肌肉位于不同平面。当"口角轴"发育良好时，颊部肌肉包括颧大肌、笑肌、颈阔肌的"口角轴"部和降口角肌，并以"口角轴"为中心，形成一个大的扇形，周边上至颧骨，下至颏结节。"口角轴"是美与年轻的一个标志，它使嘴角显得饱满，使面中部显得个性化。一些雕塑家认为它是面中部美的经典标志，年轻时它显得短且张力较大，老年时则降低、变长。同时，口角轴还与鼻唇沟的关系密切，鼻唇沟呈凸形时口角轴比较浅，呈凹形时口角轴较明显。

外周按摩

口周局部经筋松懈离股，除了引起口周下塌、瘪嘴的趋势，还会影响整个面部经筋（包括颧上筋、咬筋等）。

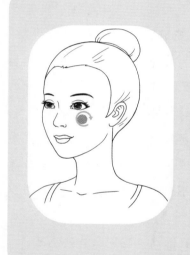

1. 按揉颧骨结节：颧骨结节在颧弓最高点外侧，外眼角的外下方。很多人此处都有或大或小的结节，用食指按揉时有酸痛感，越硬、越疼表示此处阻塞越厉害。双手拇指按压颧骨结节，右手顺时针方向、左手逆时针方向按揉30次。

2.推颞上筋：双手食指自颧弓上缘，过太阳穴下缘，推至鬓角后。一共推9次。

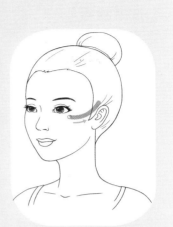

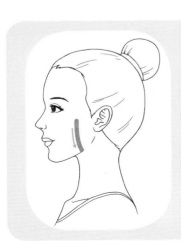

3.推前咬筋：也就是推咬肌前缘。用双手拇指自颧骨外侧鬓角前推至颊车穴前缘。一共推9次。

按摩频率

第 1 个月坚持每日按摩 1 次，第 2 个月坚持每 2 日按摩 1 次，第 3 个月开始一周按摩 2 ～ 3 次即可。

第十二章　嘴角下垂

——脸歪的起步

本章介绍的手法可以达到以下目的：

- ➢ 使嘴角上翘，改善面部表情
- ➢ 提亮口周肤色
- ➢ 端正脸型
- ➢ 消除口周细纹
- ➢ 塑造尖下巴

　　大约半年前，黄老师曾经给我留了这样一份作业——让我至少花一天的时间，坐在电视机前，观察节目中人物面部特写镜头，然后向他汇报我看到的最常见的面部问题。带着这样的任务，在某个休息的日子，我从早上开始坐在电视前，观看各种人物访谈类的节目，因为这样的节目面部特写镜头最多，而且人物状态最自然。从早上9点到晚上9点，我连吃饭的时间都盯着电视机，幸亏电视台多，我大概看了20多个访谈类节目，有普通人、电视明星、电影明星、歌手以及形形色色的主持人等。最后，我得出了结论：60%以上的人都有嘴歪的问题！当然，我这样的调查并不具备流行病学意义，但这一次我并不是做科学研究，只是在日常生活中随机选取一天的电视节目，观察节目中几百人的面部情况后得出这样一个不太确切的数字，仅供大家参考。

　　我把结论向黄老师汇报后，他笑得跟朵花儿似的，很满意地说："荣丫头，你说得很对，这就是生活里最常见到的面部问题。而且，你没发现吗？其实你的嘴也有点儿歪！"我对着镜子一看，Oh！My God！（噢！我的天哪！）果真歪啦！这是咋回事儿啊？！难道我面瘫了？黄老师随后告诉我："除了中风、面瘫、外伤等病理性因素致使面部神经损伤后导致嘴歪之外，日常生活中由于偏嚼习惯、睡眠姿势不良以及牙病造成的嘴歪现象也多不胜数！"实际上，我由于小的时候不注意口腔健康，右侧有严重的龋齿，拔掉了一颗牙齿，因此我有比较明显的偏嚼问题，左边咬肌比较发达，右边咬肌有点儿萎缩，以前只是表现为左脸比右脸大，现在发展到右侧的经筋掉下后嘴角明显低于左侧，右侧下颌关节还经常脱位，尤其笑的时候右侧嘴角下垂最明显！不过现在，我的脸经过经筋按摩手法的矫正，又慢慢改变偏嚼习惯，如今两侧嘴角已经恢复在同一水平线了，笑的时候右侧嘴角略低于左侧，但不仔细看已经看不出来了。我知道我的右侧口轮匝肌力量弱于左侧，所以笑起来的时候两侧脸颊的肌肉用力程度不同。

看到这里，相信读者朋友们会明白我为何在副标题中说嘴角下垂是脸歪的起步了。试想，脸颊两侧的肌肉力量不对等，面部一侧肌肉萎缩，另一侧肌肉发达，必然导致一边脸大一边脸小。面部两侧肌肉应处于力量对等平衡的状态，长期的失衡会造成嘴、鼻子被力量更强的肌肉推到力量较弱的一边，最终脸就会向力量弱的一边移动，大歪脸也就这样形成了！

那么，不知大家的情况是怎样的呢？你是否有这样的感觉——曾几何时，面对镜子中的自己，不经意间嘴角不再向上甜美地翘起，取而代之的是不对称的嘴角和歪斜的笑容，昔日灿烂的笑颜已然消逝，如今只能轻拾手帕，掩住嘴角，轻纱曼影，让人看不真切，虽然多了一些朦胧美，却成了"掩嘴葫芦"，只为遮挡那不再完美的笑容。如果可以，我愿面对众人粲然一笑，朱唇贝齿，明眸善睐，风情无限……嘿嘿，如此遐想美哉乎？我可以，你可以，她也可以！开篇时，我就曾说过，即使面无表情，嘴角也应微微向上翘起，并且笑的时候，嘴角周围皮肤纹路、褶皱也要随笑颜向上行。回想青春年少时，谁不是"开心果"？谁不是畅怀笑？谁又会掩饰自己美丽的笑颜？此刻，就让我们用自己的双手，重新找回灿烂、完美的笑容吧！

请记住！这昔日的美丽笑颜，不是因为脸胖了消失的，也不是因为面部衰老下垂而消失的，是经筋阻塞后偏离了原来的位置才导致的嘴歪，以及口周两侧肌肉的不对称。千万不要轻易打瘦脸针，也不要做面部吸脂术，更不要做激光手术切除肌肉以绷紧面部，这会让你的脸看起来极不自然！

《黄帝内经》中的《素问·经脉别论》记载："饮入于胃，游溢精气，上输于脾。脾气散精，上归于肺，通调入道，下输膀胱，水精四布，五经并行，合于四时五脏阴阳，揆度以为常也。"也就是说，饮食进入人体胃腑后，通过胃的消化，水谷精微转化成人体所需的气、血、津液等，在全身的输布是通过五脏之经，并随着四时气候、五脏阴阳的变化，进行相应的调节。口周由手足阳明经所主，一旦做了面部口周的整容手术，便会影响进食，导致咀嚼力下降等问题。食物因咀嚼不足，进入胃部后就容易损伤胃体，从中医的角度来看还会损伤脾气，导致消化力下降，也就逐渐失去了食欲。久而久之，身体的肌肉逐渐萎弱，脏腑之气日渐衰弱，身体消瘦变差。年轻的时候，你可能会想：这多好啊！能瘦就行，我喝凉水都长肉呢！事实上，这时候机体虽然年轻，脾气减弱后还有能力吸收营养，但是没有多余的力量代谢垃圾。现代人都是躯体胖，四肢相对瘦弱，就是因为脾气不足，才会无力充养四肢肌肉或者代谢多余的体内垃圾。

这里要特别说一下，以下介绍的自我按摩方法，对于中枢性面瘫（是指病变位于面神经核以上至大脑皮层中枢之间的部位，即当一侧皮质脑干束受损时引起的面瘫，病变部位在面神经核上区域）基本无效；而对于周围性面瘫（是指面神经运动纤维发生病变后引起的面瘫，病变位于面神经核以下的部位）则有比较好的治疗，但是这属于治疗手法，与美容手法不同，请有类似病情的读者选择合适的医生治疗和指导，不要自己盲目操作，以免造成不良后果。

Step 1　检查自己的情况

对着镜子，仔细观察面部，重点观察口周部位，1分钟后，请回答以下问题：

　　A. 不做表情时，两侧嘴角是否向上翘起？

　　B. 不做表情时，两侧嘴角是否在同一水平线上？

　　C. 保持微笑，两侧嘴角是否在同一水平线上？

　　D. 保持微笑，两侧嘴角是否向外延伸至同样的距离？

　　E. 自然说话、微笑或者撇嘴时，嘴是否习惯性歪向一边？

　　如果你的问题 A ～ E 答案都是"Yes"，恭喜你！这样的表情会给你带来天然的亲近感，令人觉得柔和甜美。

　　如果你的问题 A 答案是"No"，两侧嘴角及周围皮肤纹路可能会呈现水平或略向下方倾斜的现象，严重时嘴角下耷，就像童话故事里老巫婆的嘴型一样。如果你是相对年轻的女性（小于 32 岁），出现这种现象，多是因为长时间疲劳、工作压力大、熬夜等因素导致阴血不足，经筋松懈，脸部的筋肉向下掉，从而出现双侧嘴角往下掉的问题，经过按摩后很快就能恢复。我曾经治疗过一位朋友，只用了一次按摩就基本恢复至原样了！如果是年龄较大的女士（40 岁以上），则多是因为阴血失养日久，筋肉失于濡养，萎弱无力，经筋移位，出现这种情况就比较难以改善了，需要内服滋阴养血的补品，内外同调，大约 3 个月内就能见效。

　　如果你的问题 B 答案是"No"，说明你的单侧脸已经出现了经筋离股掉下、翻筋移位或者局部气血不通的情况。

经过手法的纠正，一般的嘴歪很快就能调整（经筋翻转移位比较难调整，用手法不容易纠正翻转），但是在此现象出现之前总是有原因的，还要找到形成这种左右脸明显不对称现象的原因，慢慢纠正，否则过不了多久经筋又会移位，嘴角就会重新歪斜。

如果你的问题 C 答案是"No"（有不少人没有问题 B，却败在问题 C 上），笑的时候牵扯到口轮匝肌和咀嚼肌，一旦单侧有严重龋齿或者下颌关节脱位的问题，咀嚼肌就容易出现问题，时间长了，经筋也就跟着偏移了正常位置。要想解决这个问题，必须先查明病因，釜底抽薪才是真！

如果你的问题 D 答案是"No"，往往是鼻唇筋出了问题，慢性鼻窦炎的人最容易出现这种现象。

问题 E 是极为常见的现象，形成的原因非常多，我在此就不一一解释了，大家可以看看各家电视台的新闻频道，有很多主持人都有这个问题。每天早上，我在家里吃早饭的时候会看 CCTV 的某个新闻栏目，节目里有个主持人，年龄也就 30 岁左右，不说话时还好，一说话嘴就歪向一边。如果大家对着镜子自然地说说话，十之八九也会发现自己嘴歪了，这种情况最难纠正！这是因为症状可以治疗，却解决不了根本原因——个人自身的说话习惯！

嘴角下垂和嘴歪，一般是因为手阳明夹唇筋（包含哭筋和笑筋）出了问题，哭筋多易翻筋，笑筋多易阻塞，足阳明经筋—鼻唇筋常常阻塞出硬的结节，具体方法如下：

1. 不做表情时，观察两侧嘴角，虽然保持在同一水平线，但双侧嘴角均未向上翘起，法令纹较明显，严重者嘴角向下耷拉，但无嘴歪的现象。这是阴血不足，经筋失去濡养松懈，全脸筋肉下垂的表现，一般是因为足阳明经筋—鼻唇筋有阻塞。

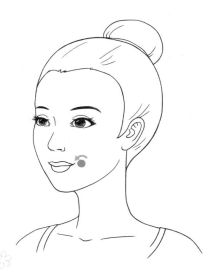

2. 不做表情时，单侧嘴角明显下垂，严重者说话、微笑、皱眉、耸鼻子时会有明显的歪嘴表现，这是手阳明夹唇筋的问题。哭筋翻筋是单侧嘴角下垂的常见原因，可以直接用手摸到。以右侧嘴角为例，右手食指抵住右侧嘴角，略向外下方用力，若摸到不同于肌肉的筋状物，即为哭筋翻转。

3. 保持微笑，两侧嘴角向外延伸的距离不同，这是患侧的鼻唇筋阻塞，造成筋肉活动不利所致。用手指按压瞳孔直下方延长线与鼻唇筋的交点，会感觉指下较硬或有结节状改变，肌肉弹性减弱。

此外，自查是否有严重龋齿以及缺齿等问题，要及时找口腔医生就医，不要怕疼，否则脸就歪了。偏嚼习惯、偏侧睡觉等不良习惯，要慢慢纠正，再配合以下的经筋按摩手法，就会逐渐根除脸部不对称的问题。

Step 3　按摩相关经筋、经脉

准备工作

摆好一面镜子，观察口周肌肉、皮肤纹路及嘴角的方向。对着镜子微笑，再观察嘴角的角度，感受两侧肌肉的力量，牢记于心中，这些都是容易出现问题的点。

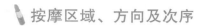

按摩区域、方向及次序

1. 翻哭筋：哭筋位于承浆穴到地仓穴的连线上。以左侧为例，右手食指压在承浆穴（位于颏唇沟的正中凹陷处）上，左手食指推哭筋到极至位置，并向后翻。若翻一次后即感觉手下无翻筋感，即可停止；若有翻筋感觉，翻哭筋3次。请注意：这是牵引的手法，目的是将经筋的位置归正，即使没有发生哭筋错位，也不用担心因力量过大或方向错误而造成经筋错位。

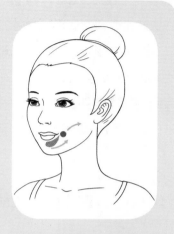

2.推笑筋：笑筋位于地仓穴过大迎穴至颊车穴连线上。以左侧为例，右手食指压住左侧嘴角，左手食指沿着左侧笑筋推至颊车穴（位于下颌角前上方约一横指处，按之凹陷处，即咀嚼时咬肌隆起的最高点），指下有推动物体

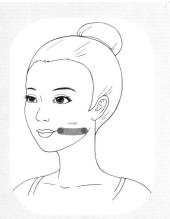

移动的感觉，速度要慢。一共推3～6次，以指下推动感消失为最佳。

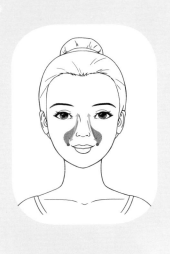

3.推鼻唇筋：双手食指自鼻根与内眼角间的凹陷处，沿鼻翼延长线方向推至地仓穴（位于口角外侧，向上直对瞳孔），上下来回推动20下。若感觉鼻唇筋肌肉弹性降低，有僵硬感，可先用食指按压瞳孔直下方延长线与鼻唇筋的交点2分钟，再按照上述方法推筋。

4.推上夹唇筋：双手食指先按揉鼻孔前缘，待感觉柔软后，用双手拇指分别自人中穴推至地仓穴。一共推6次。如果唇上经筋呈现红色，说明气血有阻塞，需要反复推揉，不少于12次。

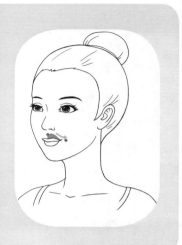

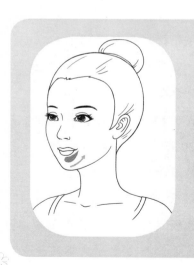

5.顺哭筋：双手食指分别自承浆穴推至两侧的地仓穴，一共推12次。

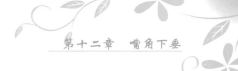

6.**捋下颌骨**：双手中间三指自下颌正中点（下巴尖儿），分别向两侧推至下颌角，一共推 9 次。若感觉指下有不平衡感，则推 12 次。

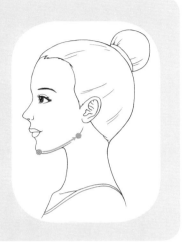

按摩的频率

两颊及口周的肌肉虽然较头部其他部位丰厚，但也更娇嫩，用力不要过猛，频率也不宜过高，力量要柔和，每周推 2～3 次即可，不要连续按摩。

我在刚开始学的时候，就曾因为心急，想多揉几次，力量也大了一些（我有多年在推拿门诊学习的基础，手劲儿相当大），结果把自己的脸揉肿了，三四天才恢复，把我老妈气坏了，说我整个儿是个"猪头"，从内到外，"猪"得很彻底！

第五篇　端正鼻子

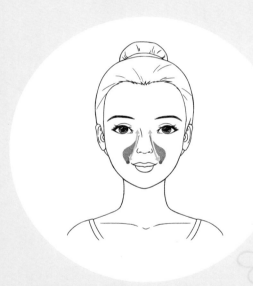

第十三章　矫正鼻形

——塑造端正挺立俏鼻

本章介绍的手法可以达到以下目的：

➤ 矫正鼻型，端正鼻子
➤ 收缩毛孔，紧致肌肤，促进水油平衡
➤ 防治慢性鼻炎
➤ 预防粉刺和暗疮
➤ 恢复鼻部肌肤弹性

　　鼻子位于面部正中，在面相上称为"财帛宫"，财是指财产，帛是指绢织物、高价的布匹，宫是装宝物之意。因此，鼻子的重要性通常不输眉眼，其代表了人自身的价值。另外，由于鼻子在面部正中，也是五官中占面积最大的器官，一旦出现偏差，对于面部的影响也最大。即使鼻子略歪斜，也会给人带来全脸不周正的感觉。

　　无论是小巧俏丽的瘦鼻子，还是圆滚滚的肉鼻子，又或是英挺的高鼻子，只要是端端正正的，没有歪斜，在我看来就都是美丽的鼻子。我不鼓励大家去追寻整容师手下模式化的挺立翘鼻，只要保持自己鼻子的端正就已经很难得了。一旦鼻子歪斜，不仅面部显得左右不对称，还会引起鼻头和鼻翼两侧的皮肤变差，日久将导致毛孔粗大、皮肤暗淡无光，易生粉刺和暗疮的问题。

　　看到这里，估计大家会想：鼻子怎么会歪呢？为何毛孔会变得粗大了呢？其实，鼻子歪主要是鼻筋开缝带歪鼻软骨所致。鼻筋在鼻翼切迹，由于戴眼镜、鼻炎等原因，局部经筋容易气血不畅，原来拧成一股的筋松懈开缝，两侧的经筋由于阻塞的问题会内收和外展，日久发生歪斜，就会带歪鼻软骨，从而造成"歪鼻子"。另外，由于经筋气血不畅，皮肤得不到濡养，就会变得粗糙，失去光泽和弹性，毛孔也会随之变得粗大。此外，由于鼻梁与脊柱有密切的关系，一旦得了颈椎病、腰椎病，造成脊柱侧弯，就会引起两侧的阳气上通于头面的情况不同，使得鼻子两旁的经筋得到的濡养不同，一侧经筋强壮，另一侧营养不良，两侧力量悬殊，日久也会导致鼻子歪斜。

准备工作

准备好一面镜子，观察自己的鼻子，鼻根和鼻头是否居于面部正中？鼻梁是否呈一条直线？

相关经筋按摩手法

1. 调鼻筋：鼻筋在鼻梁切迹，用右手拇指指腹和食指内侧面捏住鼻翼部，轻轻提起，微微向左和向右水平移动5毫米，往返5次，松开食指和拇指，再重复上述动作。一共做3组。

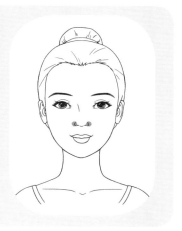

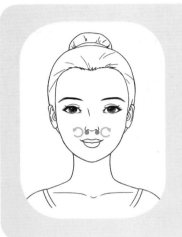

2.搓鼻翼筋：鼻翼筋在鼻孔外缘，用右手拇指指腹和食指内侧面反复揉搓30次。

3.推鼻唇筋：双手食指自鼻根与内眼角间的凹陷处，向鼻翼延长线方向推至地仓穴（位于口角外侧，向上直对瞳孔），上下来回推动30次。若感觉肌肉弹性降低，有明显结节并疼痛，可先用食指按压痛点2分钟，再按照上述方法推筋。

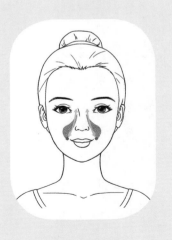

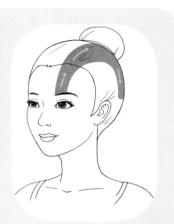

4.推目上纲：双手四指（除拇指外）指尖覆盖住两侧眉毛，向上推入发际，过头顶向下推至枕骨。一共推6次。

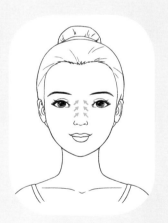

5.推鼻筋：鼻筋为自鼻根至鼻头、鼻梁两侧的切际线。用右手拇指指腹和食指内侧面，自鼻根与内眼角间的凹陷处，向鼻头方向拿捏鼻筋30～50次；显出红色时效果最佳。

6. 推鼻旁：鼻旁指鼻筋旁，有鼻炎的人在鼻筋旁的位置可见到一条长约2毫米的亮线，即所推的位置。用双手食指自鼻根与内眼角间的凹陷处，向鼻头方向推鼻筋旁亮线。一共推20次。

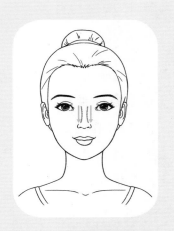

第十四章 鼻 炎

——引起脸部变形的"潜伏杀手"

本章介绍的手法可以达到以下目的：

- ➤ 治疗鼻炎
- ➤ 改善鼻子两侧肌肤
- ➤ 收缩鼻部毛孔
- ➤ 预防粉刺和暗疮
- ➤ 矫正鼻型
- ➤ 丰盈面颊

　　看了本章题目，大家可能会有一些诧异——不是讲美容吗，怎么又提治病了？鼻炎又不像耳鸣，并非衰老的表现，难道也跟美丽有关吗？

　　我可以很负责地告诉大家："这个……跟美容真有关！"凡是有鼻炎的人都知道，在法令纹和颧骨之间的区域（鼻唇筋所过部位），正是鼻窦对应的地方，只要鼻炎发作，鼻涕横行，这里就会变硬、疼痛。时间久了，鼻炎反复发作，由于局部肌肤和肌肉弹性下降，这个部位的鼻唇筋会突起并下垂，引起脸部变形，破坏脸部的美丽线条。

　　鼻炎主要包括过敏性鼻炎、慢性鼻炎、肥厚性鼻炎、慢性鼻窦炎、药物性鼻炎、萎缩性鼻炎等。除萎缩性鼻炎外，大多以流涕为主要症状，并伴有鼻塞、头昏脑涨等现象，发作时会严重影响正常工作和生活。现代都市人经常生活在空调房中，密闭不通风的环境使大量白领患了过敏性鼻炎、慢性鼻炎或者慢性鼻窦炎。另外，因为工作压力大，身体的抵抗力下降，很多人容易在换季时感染流感，从而诱发鼻炎。鼻炎，已经成为现代人的常见病！

Step 1　检查阻塞的经筋

首先，确认自己是否适合治疗鼻炎的经筋按摩手法：

A. 曾经在医院确诊患有过敏性鼻炎、慢性鼻炎、慢性鼻窦炎以及肥厚性鼻窦炎。

B. 对于冷空气敏感，经常因温差大而流涕、打喷嚏，但还未确诊患有鼻炎。

C. 感冒后期流涕不止，迁延难愈。

以上 3 种情况，都可以使用经筋按摩手法治疗，按照疗效排序为 C ＞ B ＞ A。

情况 C，并不是慢性鼻炎，只是感冒后期的症状——因为鼻塞、流涕产生跟鼻炎类似的症状。

情况 B，是鼻炎前期症状，或者称之为最轻的鼻炎。

情况 B 和情况 C 都可用一种简便的方法来确认，即颧髎穴痛点检查。局部越疼、越硬，代表此处的足阳明经筋壅堵越严重！

Step 2 按摩相关经筋、经脉

🗒 准备工作

用手指检查耳周的筋肉情况，哪里的痛点明显，哪里就有硬结节。

🗒 按摩区域、方向及次序

1.拿捏鼻筋：鼻筋为自鼻根至鼻头、鼻梁两侧的切际线。用右手拇指指腹和食指内侧面，自鼻根与内眼角间的凹陷处，向鼻头方向拿捏鼻筋。一共拿捏30～50次。

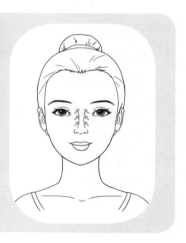

2. 推鼻旁：鼻旁指鼻
筋旁，有鼻炎的人在鼻筋
旁的位置可见到一条长约 2
毫米的亮线，即所推的位
置。用双手食指自鼻根与
内眼角间的凹陷处，向鼻
头方向推鼻筋旁亮线。一
共推 20 次。

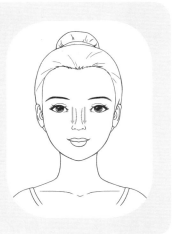

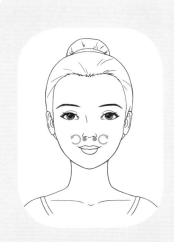

3. 按揉鼻孔：双手食
指分别按揉同侧鼻孔下缘
黏膜与皮肤交界处 1～2
分钟自内向外按揉 1 周，
以手下感觉松软为宜。

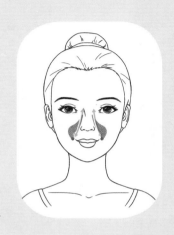

4.推鼻唇筋：双手食指自鼻根与内眼角间的凹陷处，沿鼻翼延长线方向推至地仓穴（位于口角外侧，向上直对瞳孔）上下来回推动30次。若感觉鼻唇筋肌肉弹性降低，有明显结节并疼痛，可先用食指按压痛点2分钟，再按照上述方法推筋。

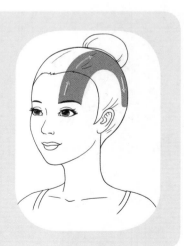

5.推目上纲：用双手四指（除拇指之外）指尖覆盖住两侧眉毛，自眉毛向上推入发际，过头顶向下推至枕骨。一共推6次。

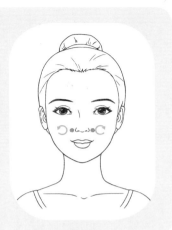

6.按揉迎香穴：双手食指按揉同侧迎香穴1～2分钟，以手下感觉松软为宜。

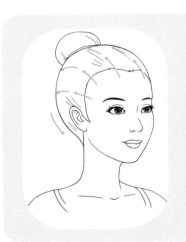

7.推头皮：双手五指张开，自眉毛沿着头部两侧向枕骨隆突推动。一共推6次。

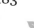

按摩频率和力度

　　本章介绍的内容有治疗鼻炎的作用。一般情况下，对于急性发作者，在发作期内天天做经筋按摩，1 周内流涕、鼻塞的症状就会明显缓解；对于天长日久的慢性鼻炎患者，建议隔日做经筋按摩，需坚持 3 个月以上，可配合艾灸熏太溪、迎香等穴位。

　　鼻炎是一种令人感觉痛苦的疾病，虽然不致命，但是一旦发作起来，会有鼻塞、流涕、头昏脑涨、记忆力下降等症状，严重干扰正常的工作和生活。建议大家在鼻炎发作的早期就积极治疗，但是要慎重选择治疗方法，有些药物性鼻炎就是一些伤害鼻黏膜的药物或者激光手术操作不当所致。

小贴士

治疗鼻炎的小妙方

1. 饱受鼻塞困扰的人，可将单味药辛夷 30 克用水煎取 200 毫升，趁热用药液蒸气熏鼻。熏时应尽量深吸气，使蒸汽进入鼻腔内。待药液变温后，即可用药液冲洗鼻腔。每日熏洗 3 次，连用 3～5 日即愈。

2. 如果鼻塞、流清涕，可以用艾灸迎香穴、四白穴，每个穴位灸 10 分钟，连用 3 日即可。

3. 长期慢性鼻炎患者，取巢脾（3 年陈蜂房），每日用 100 克煎服或 30 克打粉后口服。多数患者连续服用 1 个月后，鼻炎就会痊愈。

第六篇　还原青春的肌肤

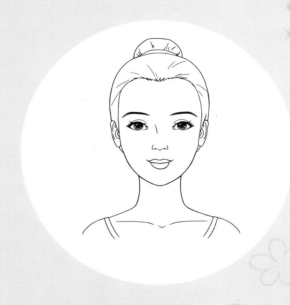

随着年龄的增长，我们不得不面对皱纹、斑点、毛孔粗大、黑头等一系列的肌肤问题，然而，这还不是最迫切的问题。最令人窘迫的是皮肤弹性下降，筋肉松弛！这些问题困扰着女人脆弱的内心，侵蚀着女人美丽的面容，最终使得容颜老去，甚至变得面目可憎，失去当初姣好的容颜。

"皮肤分表皮、真皮以及皮下脂肪。表皮的最外层为角质层，由于角质层本身的吸水、屏障功能，以及角质层中所含有的天然保湿因子（氨基酸类、乳酸盐及糖类等）的作用，因此角质层保持一定的含水量，以维持皮肤的湿润。而皮肤的外观与角质层的水分含量有关，正常的皮肤角质层通常含有 10% ～ 30% 的水分，以维持皮肤的柔软和弹性。但随着年龄的增长，皮肤角质层的水分含量会逐渐减少，当皮肤角质层的水分含量低于 10% 时，皮肤就会出现干燥、紧绷、粗糙及脱屑等。"

上述类似文字常见于各种介绍肌肤养护知识文章中。它指出了皮肤含水量高的重要性，含水度越高，肌肤状况就越好，也就更柔软、更有弹性。事实也确实如此，回想豆蔻少年时，柔嫩的肌肤就像水磨豆腐，好像能掐出水来似的。但是，大多数人似乎都有这样的抱怨：我什么保湿产品都用了，刚开始用时还行，可是后来越用越没效！无论是面膜还是乳液、爽肤水、润肤露等，最初使用的时候都能带来新的变化，但时间一久就没有效果了。皮肤科医生会说，这是因为皮肤耐受了这种情况，可以更换保湿产品。商场柜台里的小妹，会建议你用越来越昂贵的产品，以达到更好的效果。但总有一天，我们或因无法承受这种高额的消费负担，或因没有更好的肌肤护理方法，而不得不接受自己现有的皮肤状况。有些人接受现状，有些人却开始"得瑟"，这儿来一刀，那儿打一针！以承受风险来换来更年轻的肌肤。

　　我理解这些做整容手术的人，如果我没有今天所掌握的这些知识和技术，也许我也会像他们一样使用各种手段，以图恢复自己的青春容颜，而肌肤就是恢复青春的第一步！这些保湿补水产品并非不管用，外敷和外抹是最快捷、有效地改善皮肤的手段。但是，如果皮肤已经变得松弛、僵硬，并且失去光泽，还伴有毛孔粗大等问题，说明局部的经筋已经阻塞，皮肤失去内在的濡养，外部怎么补充也不会从根本上改善皮肤的状况。只有疏通局部的经筋、经水，让肌肤得到充分的滋润，才能釜底抽薪，从本质上解决皮肤问题。

　　特别是女性，到了一定的年龄，由于长时间的经筋、经水阻塞，皮肤下的筋肉长期失去滋养，皮肤就会变薄，表面还会长出黄褐斑等，那就是从内向外产生的问题，这时候任何美白产品都难以奏效。因此，女性越早开始爱惜自己的皮肤（并不是要花费大量的金钱来购买保养品），面部衰老的速度就越慢，即使到了晚年也能保持美丽的容颜。

这是本书的最后一篇，如果大家可以按照之前所介绍的手法解决自己各个部位的问题，就会发现局部的肌肤已经得到了改善，具体表现为以下变化：

1. 毛孔缩小了。
2. 黑头减少了。
3. 原来皮肤暗淡的地方变得有光泽，更明亮了。
4. 面部肌肤较之前柔软有弹性。
5. 皮肤较之前饱满。
6. 双下巴消失了。
7. 双颊较之前上扬了。
8. 下颌至耳际边缘轮廓线明晰了。

我们可以来做个小小的测试，拿起一面镜子，先平视镜中的自己，这是现在的你；然后将镜子举高45°，向上看，这是10年前的你；将镜子向下45°，低头看见的是10年后的你。

镜子里的你明明没有明显的皱纹变化，可是年龄却忽然改变了。这是因为面部筋肉的松弛会导致肌肤的急速衰老。

所以，如果能够突现上述1～8条的变化，那么你的

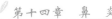

脸就真的是一张带有自己特点的美人脸！

　　在大家解决了前五篇中所提到的问题后，皮肤也就更好了，按摩面部的手法也已熟练掌握。皮肤的变化提示了面部的早期问题，所以，只要定期做脸部按摩，你就可以一直保持青春美丽的面容。希望大家可以长期坚持，定会带来令人满意的结果。

　　衷心希望我们每个人都有拥有本篇篇头那张俏丽动人的"娃娃脸"！

附录 头部经筋对照图

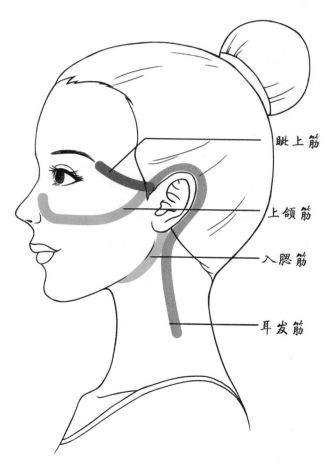

眦上筋

上颌筋

入腮筋

耳发筋

手少阳之筋

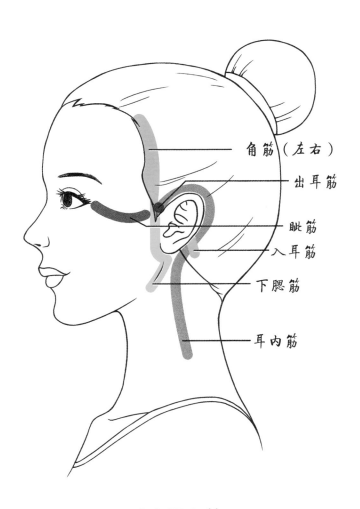

角筋（左右）

出耳筋

眦筋

入耳筋

下腮筋

耳内筋

手太阳之筋

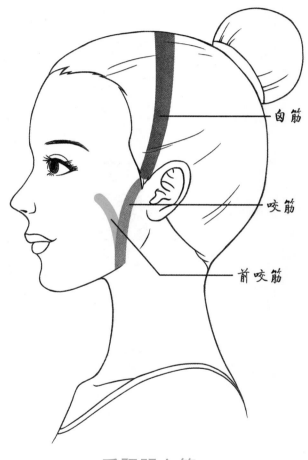

囟筋

咬筋

前咬筋

手阳明之筋

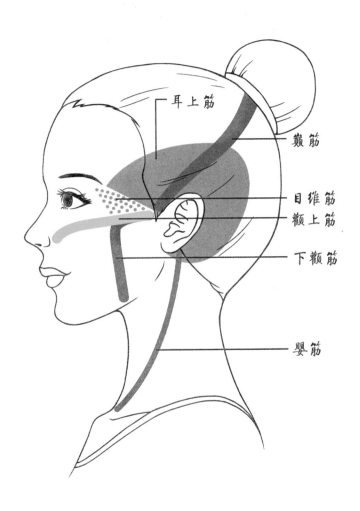

耳上筋

巅筋

目维筋

颔上筋

下颔筋

婴筋

足少阳之筋

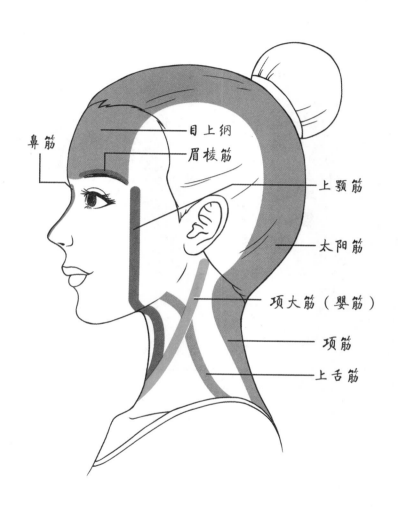

目上纲
眉棱筋
鼻筋
上颚筋
太阳筋
项大筋（婴筋）
项筋
上舌筋

足太阳之筋

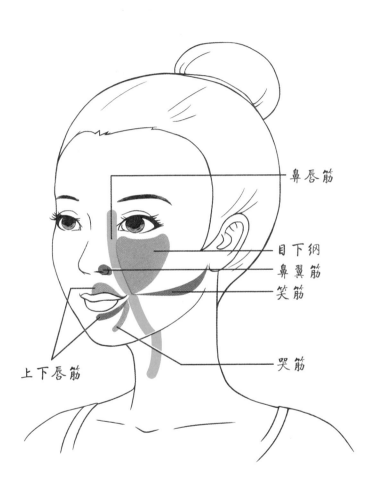

鼻唇筋

目下纲

鼻翼筋

笑筋

哭筋

上下唇筋

足阳明之筋